清华大学互联网产业研究院数字化转型系列丛书

AI

智慧医疗

医疗行业的
数字化转型和价值再造

朱 岩 赵红燕 郑 杰◎编著

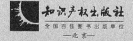

知识产权出版社
全国百佳图书出版单位
——北 京——

图书在版编目（CIP）数据

智慧医疗：医疗行业的数字化转型和价值再造/朱岩等编著. —北京：知识产权出版社，2020.12

ISBN 978 - 7 - 5130 - 7363 - 9

Ⅰ.①智… Ⅱ.①朱… Ⅲ.①数字技术—应用—医疗卫生服务 Ⅳ.①R197.1 - 39

中国版本图书馆 CIP 数据核字（2020）第 259665 号

内容提要

本书立足于当前经济社会环境，结合国家政策，梳理智慧医疗发展历程和发展模式，探讨智慧医疗应用价值。分析数字技术在医疗健康领域的应用模式，对比研究中国与发达国家在智慧医疗领域的发展情况。基于国内外智慧医疗发展现状，描绘出智慧医疗生态体系框架，深入剖析各体系内部重点应用的市场运行情况，并提出智慧医疗发展建议，以期为我国医疗健康行业数字化转型升级提供建议和参考依据。

责任编辑：韩 冰	**责任校对**：谷 洋
封面设计：博华创意·张 冀	**责任印制**：孙婷婷

智慧医疗

医疗行业的数字化转型和价值再造

朱 岩 赵红燕 郑 杰 编著

出版发行： 知识产权出版社 有限责任公司	**网 址**：http://www.ipph.cn
社 址：北京市海淀区气象路 50 号院	**邮 编**：100081
责编电话：010 - 82000860 转 8126	**责编邮箱**：hanbing@cnipr.com
发行电话：010 - 82000860 转 8101/8102	**发行传真**：010 - 82000893/82005070/82000270
印 刷：北京九州迅驰传媒文化有限公司	**经 销**：各大网上书店、新华书店及相关专业书店
开 本：720mm×1000mm 1/16	**印 张**：16
版 次：2020 年 12 月第 1 版	**印 次**：2020 年 12 月第 1 次印刷
字 数：250 千字	**定 价**：79.00 元

ISBN 978 -7 -5130 -7363 -9

推荐序

在当前我国社会经济快速发展的形势下，人们对未来美好生活充满期待！同时社会人口结构、医疗健康需求也逐渐发生变化，人口老龄化、慢病年轻化趋势明显，有限的医疗资源及服务模式面临新的挑战，供给侧服务改革需要新思维、新技术、新模式赋予医疗健康服务新能力。

2020 年，突如其来的全球新冠肺炎疫情正在给全世界带来深远的影响。基于大数据、人工智能、云计算、物联网等新一代信息技术在疫情防控全链条过程中出现了一批数字化、智能化创新应用，发挥了重要作用！还记得 2003 年发生 SARS 疫情，当时整个医疗系统的数字化基础和互联网医疗发展水平都不高，防控的信息化手段和措施有限，整体处置效率与新冠肺炎疫情防控相比要落后很多。这都得益于近 15 年来我国在医疗信息科技领域的大力投入，以及社会数字化转型的大环境。无论是新冠肺炎疫情期间还是后疫情时代，数字医疗、智慧医疗都有广阔的发展空间。

清华大学互联网产业研究院朱岩教授等人主编的这本书，给出了一张医疗行业数字化转型的全局视图。尤其经过数十年的信息化发展建设，近年来医疗健康行业迎来诸多国家层面利好政策，进入快速发展期。医疗的数字化逐渐走向智能化，本书从行业的生态角度，系统分析了智慧医疗的发展背景、国内国外的现状比较、关键技术趋势、行业应用与产品类别，尤其突出了应用场景的概念，对智慧医疗的商业模式、相关参与厂商与产业链做了深度剖析，对医疗行业的各类参与者都是一本很好的工具和参考指南。

当今，数字经济与生物经济已经成为我国面向未来的两大创新支柱，而且信息技术（IT）与生物技术（BT）的融合，已然成为更具魅力的交叉领域，具有极大的想象空间，我个人认为该领域还处于长期大变局的早期阶段。十分期待清华大学互联网产业研究院能以本书出版为契机，定期更新本书版本，通过对该交叉领域的持续跟进和深入研究，让本书成为一部持续更新的"活手册"，为政府和相关从业者提供全新的视野，为整个行业提供更强动力。更新价值！

李兰娟

中国工程院院士

人工智能、云计算等新一代信息技术的发展为解决医疗困境提供了有效的工具，数字技术与医疗健康的深度融合创造了新的服务模式，形成新兴行业——智慧医疗。需基于数字技术建立新兴的医疗健康生态环境，完成用户—产品—服务—支付的生态闭环，发展智慧医疗新兴产业，推动各个板块的数字化转型，包括用户—产品体系、产品—服务体系、用户—服务体系，以及以支付为核心的互联体系，提升产业价值和社会价值。

人口老龄化、慢性疾病低龄化、医疗资源分配不均衡等问题为智慧医疗带来显著的刚性需求和非刚性需求，医疗产业发展面临一系列困难和挑战。为此，我国政府相关部门积极做出调整，及时出台相关法规，支持规范智慧医疗产业的发展并完善相应的监管措施。2018 年 4 月，国务院办公厅印发《关于促进"互联网 + 医疗健康"发展的意见》，鼓励医疗机构应用互联网等工具扩展医疗服务范围和内容，构建线上结合线下的医疗服务模式，同时允许开展符合条件的互联网医院、远程诊疗、健康管理等服务模式。2018 年 9 月，国家卫生健康委员会实施了机构调整，新增了老龄健康司、职业健康司、人口健康与家庭发展司、保健局 4 个下属司局，从管理层面对健康管理予以重视。除此之外，国家卫生健康委员会、国家市场监督管理总局、国家发展和改革委员会等也纷纷出台相应的法规政策，鼓励并规范智慧医疗的发展。

在市场选择、政策支持的双重驱动下，智慧医疗产业发展迅速。尤其在新型冠状病毒肺炎疫情发生后，智慧医疗产业各个细分领域驱动医疗服务更有效地服务于各类人群。现阶段，我国医疗信息化在经历加速发展后进入稳步发展期，互联网医院营业执照规定出台，疫情使更多的群体接受互联网问诊服务，患者和医生之间的信任机制、医疗质量监控机制等逐步建立，智慧医疗的盈利模式不断优化，医疗保险在智慧医疗的应用进行试点，以及诸如分级诊疗、医生多点执业、取消医院事业编制、医疗服务价格改革等政策也将促进智慧医疗产业逐步向市场化发展。就具体应用而言，互联网技术的应用，推动了在线医疗、智能导诊、医药电子商务等产业的发生和发展，为基层医疗机构和患者提供更加优质的医疗服务，优化医疗服务体系及患者的就医体验。人工智能与医疗机器人、药物研发、医疗影像等的结合，分别在不同方面提高了医生及药物研发工作人员的效

前　言

在社会经济快速发展的形势下，社会人口结构、生活习惯、需求结构逐渐发生变化，人口老龄化和慢性疾病低龄化已经成为不可忽视的现象。国家统计局数据显示，截至 2019 年年底，我国 65 岁以上人口已经达到 1.7599 亿，老年抚养比为 17.8%，占总人口（14.0005 亿）的 12.57%，超过国际老龄化标准。人口老龄化现象加重了社会的精神和经济负担，也衍生出老年人对医疗保健和社会服务的多样化需求。

除老龄化趋势外，我国的疾病谱结构正发生着转变：根据国家统计局的调查数据，心脏病、脑血管疾病、呼吸系统疾病对我国居民生命健康安全的威胁日益严重。据《健康中国行动（2019—2030 年）》数据结果，心脑血管疾病在我国居民死亡原因中排第一位，截至 2019 年 7 月 9 日，我国高血压患者、脑卒中患者、冠心病患者数量分别为 2.7 亿、1300 万、1100 万。其中心脑血管疾病 2015 年死亡率（1/10 万）为 238.4。2019 年 1 月发布的《中国中青年心脑血管健康白皮书》显示，中国心脑血管疾病呈现年轻化态势：20 岁至 29 岁的患病/高风险人群占比已经达到 15.3%。青年脑卒中（15~50 岁）的发病率也呈逐年递增的趋势，全球每年新增 200 万青年脑卒中患者。可见，我国居民营养结构、生活方式等因素正在发生变化，慢性疾病对居民健康的影响已越来越严重，也为社会医疗服务资源带来持续压力。而三级甲等医院虹吸现象导致的医疗资源分配不均衡则进一步加重了传统医疗机构的负担。

我国有限的医疗资源按照传统的服务模式已经不足以承接越来越多的慢性疾病和老年疾病患者，社会医疗面临严峻的形势。由此，医疗行业形成几大矛盾：有限的医疗资源与庞大医疗需求之间的矛盾；医疗资源分布不均与我国国土面积幅员辽阔的矛盾；人口老龄化趋势与现有医疗健康体系尚不完善的矛盾等。这些矛盾亟待以新思维、新技术、新模式进行破局，旨在加强医疗资源管理、提升医疗服务效率、满足社会多样化需求。

率，减轻了影像科医生的诊断压力并提高了基层医生的诊断准确度。大数据处理系统、云计算和物联网技术则主要应用于各类医疗机构，为各类医疗数据的存储、管理和共享提供新的解决方案，有效推动信息资源共享和系统互联互通。据统计，2019 年中国医疗信息化市场规模达到 592 亿元，同比增长 17.6%。

现阶段我国的智慧医疗仍处于初步发展阶段，相较美国、日本、德国等发展较早、技术先进的国家仍有一定差距。未来五年将是我国智慧医疗建设迈入快车道的一个重要时期。本书汇聚了国内外有关智慧医疗的理论和实践经验，对智慧医疗发展现状及应用模式予以剖析，并预测了智慧医疗未来发展趋势，旨在为从事该行业的政府工作人员、学者、企业家和技术人员提供学习素材，也可以作为生物医学专业、IT 专业、AI 专业的跨学科学习的一本综合参考书。希望本书的出版可以为推动智慧医疗产业的发展略尽绵薄之力，为我国医疗行业转型升级提供参考。在此，特别感谢何健博士、陈一昕博士、熊淑琴女士等专家为本书数字人、CDSS、AI 影像章节提供部分内容素材。

由于作者水平有限，且互联网更新变革迅速，书中材料难免有所疏漏，恳请读者朋友批评指正。

目 录
CONTENTS

第一部分

基础篇

　　我国人口老龄化和慢性疾病患病率高速增长，对诊断和治疗提出了更高要求，政府医疗资金投入显著增加。但医院地域分布数量差异明显，医师资源多集中于东部和中南部地区，人才缺口大且培养周期长，医疗供给弹性小不适应快速增长的多元化医疗需求。智慧医疗的应用能够促进医疗资源的合理配置，推动未病先防智能化，助力医疗产业转型升级。新一代信息技术在医疗服务过程、健康管理、医疗支付、医疗教育、药物研发与流通、中医服务等领域发挥提质增效的作用。

　　本篇梳理了我国智慧医疗在萌芽、成长和快速发展三个阶段的主要特点，并以技术为基础、以应用模式为依据，绘制了智慧医疗的产业生态图谱，对智慧医疗主要应用模式进行总结分析。

一、初识智慧医疗

　　智慧医疗涵盖范围较广，各个阶段聚焦重点有所不同。既有科学技术推动产生的新兴产业，也包含以数字技术赋能传统医疗实现的模式创新，关键在于如何解决当下医疗行业发展痛点。

（一）智慧医疗内涵

　　智慧医疗作为智慧城市的重要部分，其所涉及的服务对象和技术应用方式类似，本研究对智慧医疗的定义则是基于国家对智慧城市的定义，参考业界专家对智慧医疗的认识，借鉴国家发展改革委、工业和信息化部等部门联合发布的《关于促进智慧城市健康发展的指导意见》对智慧城市的定义，结合国务院《关于促进"互联网＋医疗健康"发展的意见》，总结智慧医疗是从模式和技术角度为医疗产业降低医疗成本、提高服务效率、优化治疗效果、智能化服务方式，从宏观上打破医疗资源供不应求、供给结构失衡的状态，扩大医疗服务规模，提升医疗服务水平，在微观上以数字技术精准对接个性化医疗和健康需求，提升全民健康满意度。为此，本研究将智慧医疗定义为：

依托物联网、人工智能、大数据和云计算等新一代信息技术，推动医疗院前疾病咨询及健康监测、院中诊疗服务与医患管理、院后慢性疾病康复和医疗保险等环节的信息化与智能化，真正落实到个体疾病与健康的智能化管理，构建医疗服务与健康管理生态系统，推动协同发展。

智慧医疗的发展也必将推动新一轮的供给侧改革——医疗服务模式的多元化和智能化、人才培养的数字化创新和跨界创新、医疗行业要素市场改革、全产业链的协同发展等，图1-1所示为智慧医疗关键词。

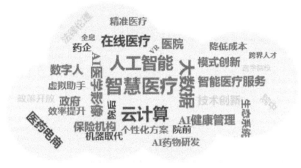

图1-1　智慧医疗关键词

（二）智慧医疗发展历程

医疗作为一个关乎公众安全和社会稳定的民生行业，对科技应用具有可靠、成熟的要求，其智慧化程度往往并非先于其他行业的发展，而是随着科技的成熟和政策的推动逐步向前发展。智慧医疗行业呈现出资源禀赋要求高、产业机制复杂、个体应用低频性等特征，其发展历程总体经历了萌芽、成长、快速发展三个阶段。

第一阶段：萌芽阶段（20世纪70年代末到90年代初）。

该阶段智慧医疗的主题是改变以前医院的手工计费方式，实现医院对药品和患者就医流程的信息化管理，重要标志是医院信息系统（HIS）进入医院。20 世纪 70 年代末 80 年代初，我国开始应用医院信息系统，医疗效率较之以往已经有了提升，但各部门之间的互联互通仍难以快捷实现，主要应用体现在收费、资源管理等；20 世纪 80 年代中期，开始以部门为单位发展局域网，典型的应用主要有住院部系统、门诊收费发药系统等；20 世纪 90 年代初，我国部分大型医院相继以互联网为基础建立相对完整的医院信息系统，医院在挂号、收费、管理等方面的效率得到提升，就诊压力得到缓解。由此，卫生公共机构和组织开始对医院信息系统予以重视，医院信息化逐步开展。

第二阶段：成长阶段（20 世纪 90 年代末到 2010 年）。

该阶段主要是实现基于各诊疗阶段的信息化管理和院级共享系统，并开始建立公共卫生体系加强健康监测。该阶段逐步完善医院内部各个诊疗系统的信息化管理，建立诸如电子病历系统、医院管理系统、医院临床系统、医学影像等信息系统，形成院内信息共享机制，提高了诊断和管理效率；此外，时任国务院副总理李岚清多次强调，"加快建设和完善疫情报告系统，提高和加强国家疫情防报工作水平"，随后时任国务院总理温家宝在防治"非典"工作会议上强调要加强公共卫生体系的建设，从应急处理、疾病预防、监督管理等方面建立相对成熟的体系；2009 年 4 月新医改方案《关于深化医药卫生体制改革的意见》中提出，推动医疗信息标准化和信息平台的建设，提升疾病预警能力，构建居民健康档案，同时该意见推出了区域卫生信息平台建设的具体方针政策；政策的重视和"非典"防治的经验促进了各类医疗信息系统和基础平台的开发应用，如区域卫生信息系统、医疗服务信息系统、社区卫生服务等。然而由于区域和各医院系统的独立性，信息化程度大多仍以业务流程管理为主，我国大多数系统平台会基于厂家系统的差异、地域的差异、信息系统技术规范不一、数据标准化的差异等方面的原因而产生不融合的现象，导致资源和信息难以共享实现互联互通而产生"数据孤岛"现象，区域卫生信息平台的建设还处于开发阶段。

第三阶段：快速发展阶段（2011 年至今）。

该阶段主要是基于互联网平台的医疗行业新模式的发展和以人工智

能、大数据、物联网、互联网、云计算等技术为核心的智慧应用的兴起。《2011 年公立医院改革试点工作安排》中从多个具体的角度进一步提出远程医疗在全国范围内的应用，强调基层医院与上级医院之间开展远程会诊、远程培训、信息共享等，整合资源发挥其区域辐射作用，重点加强远程医疗在基层医疗机构和偏远地区的普及。在政策的支持、市场的热度、资本的推动下，一批互联网医疗企业应运而生，春雨医生、趣医网、平安好医生等企业开始了以在线诊疗业务为主的商业模式。"互联网＋"医疗战略着重了物联网、移动网络、互联网、大数据、基因技术、人工智能技术等新技术在医疗服务过程中的应用，加强便捷患者、医务人员、医疗机构之间的智能互联。国内部分大型医院也开始了"互联网＋"医疗的探索，如机器人手术、3D 模拟手术、智能影像等方案的使用。非传统医疗行业的企业如互联网企业 BAT、地产企业，在分级诊疗制度和互联网医疗政策的推动下，以新技术和新模式为入口涉足互联网医疗行业。互联网技术的发展推动了在线问诊、医药电商、医疗大数据、医疗服务智能化等方面的应用，依托于新一代信息技术涌现了一批新型互联网企业和创新型的诊疗方式。尤其是在新冠肺炎疫情发生以来，以在线问诊、AI 医学影像、智能机器人等为代表的智慧医疗应用发挥新动能，助力一线防疫工作和居民健康管理。在互联网医院、数字经济等领域一系列政策的支持下，医疗行业正走向新技术革命下的转型升级之路。

(三) 智慧医疗产业图谱

传统医疗产业结构的划分注重产业内部各个环节的发展，局限了产业内部不同价值链的互动和交流，导致医疗相关产业之间存在一定的动态协同的经济壁垒。在新兴技术革命背景下，医疗产业与互联网、物联网、大数据、人工智能等新兴技术的融合，与知识的结合，与不同机构和利益相关者的协同成为促进传统医疗产业转型升级的加速器。从跨学科、跨行业的角度分析新一代互联网技术在医疗行业的重要应用，整合产业内部因素和外部驱动力量，重塑产业分工模式和联结机制，推动产业转型升级和合理化布局。

如图 1-2 所示，以人工智能、大数据、物联网、互联网、云计算、

VR、全息技术等为代表的新兴技术在医疗行业实现了诸多应用，如智能健康管理、医疗机器人、在线医疗、医药电商、数字人等，应用于医疗机构、医生、个人、企业、保险机构等不同利益相关群体。

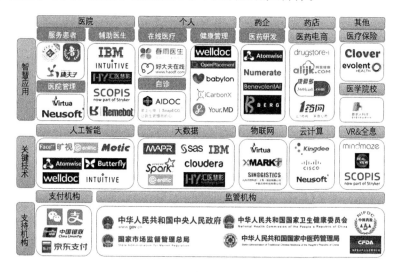

图 1-2　智慧医疗产业图谱

二、智慧医疗发展的必然性

智慧医疗是时代的产物，其发展是建立在社会经济高速发展和社会需求变化的基础上，并对行业模式和人才结构提出新的要求。

（一）经济发展稳中有长，智慧医疗基础稳定

国内生产总值（GDP）中高速增长，居民收入水平逐渐提高，智慧医疗经济基础稳定。

2012—2019 年，GDP 稳定增长，2019 年中国 GDP 达到 99.1 万亿元，位居世界前列，人均 GDP 增长率略低于 GDP 总量增长率，但总体呈现稳步上升的趋势，居民收入逐年增加，消费层次逐步升级。

2019 年居民的人均可支配收入为 30733 元，人均消费支出为 21559 元，人均可支配收入增长率在 2014—2016 年呈下降趋势，2017 年上升至

9.04%，2018 年回落后又小幅上升，2019 年达 8.87%。除 2016 年、2017 年外，2013—2019 年人均消费支出增长率略低于人均可支配收入增长率，且变化趋势与之相同；2016 年人均消费支出增长率反超，而 2017 年又大幅下跌至 7.08%，加大了与上升的人均可支配收入增长率的差距，如图 1-3 所示。2012—2019 年我国城镇居民的恩格尔系数由 33% 变化为 27.6%，说明居民的需求层次正在逐步上升，对消费的服务水平、消费体验、生活质量等需求日渐提高，消费支出和可支配收入的增加在一定程度上强化了居民对信息技术和医疗服务的需求，需求结构也由基础的单一刚性医疗需求向个性化医疗及保健需求转变，需求结构的变化和需求量的上升为智慧医疗的应用提供了市场。

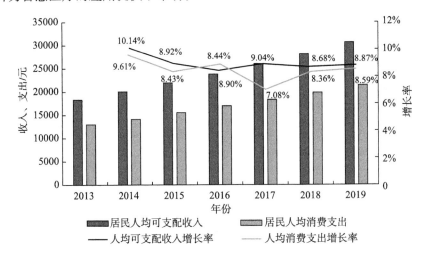

图 1-3 2013—2019 年我国居民人均收入、支出情况
数据来源：国家统计局。

（二）医疗需求结构多元，资源供给差异明显

深化供给侧结构改革，实现要素的最优化配置是行业改革的重要任务。其中以大数据、云计算、人工智能等为代表的互联网技术是智慧医疗行业供给侧改革的核心驱动力，而人则是供给侧改革的主体，身体健康素质的提高不可忽视。这是人民日益增长的美好生活需要使然，是改变医疗资源不平衡不充分现状的中坚力量。

截至 2020 年 3 月，我国互联网用户达到 9.04 亿人，其中移动互联网用户达到 8.97 亿人。网络基础资源稳步增长，网站、移动互联网接入流量和 App 数量等快速增长，在互联网商业模式的创新下，相关行业服务加速、步伐加快。在线咨询 App、可穿戴医疗设备、居民电子健康档案的逐步实施和扩展，居民的就医体验优质化、就医渠道多元化，各级医疗机构之间逐步实现的信息互通等减少了资源和人力的浪费，互联网技术提供的平台和医疗设备增强了居民健康管理的需求，为慢性疾病管理提供更为便捷的管理方式。

1. 人民健康需求基数较大，疾病谱结构逐渐变化

如图 1-4 所示，2019 年年末中国总人口数为 14 亿人，其中 65 岁以上的人口为 1.76 亿人，其所占比例逐年上升，中国人口基数大且呈现老龄化趋势，加上近年来慢性疾病和精神疾病负担日益加重，疾病谱结构逐渐转型，高血压、糖尿病、恶性肿瘤、抑郁症等疾病发病率向年轻化趋势发展，医疗总需求和慢性病管理需要将保持增长趋势。

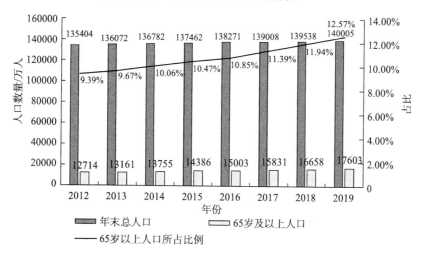

图 1-4　2012—2019 年全国人口数量统计图

数据来源：国家统计局。

如图 1-5 和图 1-6 所示，据我国卫生统计年鉴数据显示，2003—2013 年我国居民患病率持续上升，其中女性患病率高于男性患病率；而居民慢性疾病患病率呈现高速增长趋势，且增长率也在上升，同样女性患病率高于男性。对于妇科疾病、女性健康的关注应该为社会、政府所重视，

同时也成为医疗产业关注的重点领域之一。中国看病需求基数大且增长趋势显著，医疗供给侧的改革至关重要。

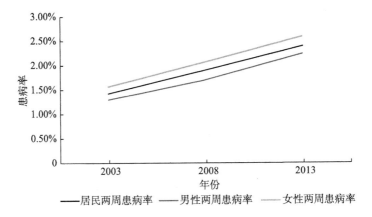

图1-5 中国居民两周患病率趋势图

数据来源:《中国卫生统计年鉴》，其中两周患病率指调查前两周内患病率。

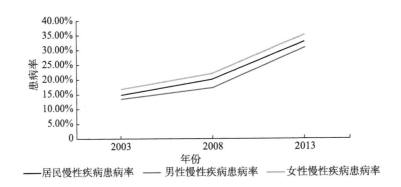

图1-6 中国居民慢性疾病患病率趋势图

数据来源:《中国卫生统计年鉴》，其中慢性疾病患病率指调查前半年内患病率。

2. 医院数量结构与需求结构不匹配且分布不均，服务水平差异化为智慧医疗带来机遇

国家卫生健康委发布的《2019年我国卫生健康事业发展统计公报》显示，2019年我国医疗机构中基层医疗机构占比94.7%，一级、二级、三级医院占比分别为1.1%、1.0%和0.3%，而就诊人次对应上述医疗机构的占比分别为52.0%、2.6%、15.4%和23.6%。总体表现为基层医院数量

最多但患者较少，我国等级医疗机构最少但患者较多。即使是轻症，患者也偏向去大医院，而不愿意在社区卫生服务机构等基层医疗机构就诊，这无疑造成了医疗资源的浪费，患者就医需求与医院数量结构呈反方向变动，因此更突出医疗资源供给不足的问题。

如图1-7、图1-8所示，全国三级甲等（以下简称"三甲"）医院按照医院所属地区分类显示出数量上的不平衡状态，除军队所属医院外，内蒙古、海南、贵州、西藏、甘肃、青海、宁夏地区的三甲医院数量低于10个，而辽宁、广东地区的三甲医院数量则分别超过了80个、100个。在各大区域中，华东地区三甲医院占比最多，其次是中南地区，西北地区占比与华东地区占比相差19%，可见国内医疗资源分布差异较大，如何带动西北地区的医疗发展是智慧医疗发展的重要任务。

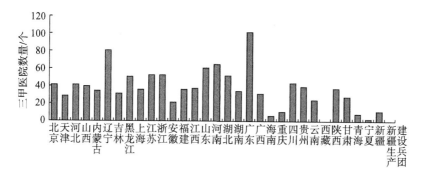

图1-7 2019年不同地区三甲医院分布图

数据来源：全国医疗数据信息化联盟。

如表1-1所示，2019年中国医疗卫生机构总数为1007545个，其中专业公共卫生机构数量仅为15924个，占比约1.58%；其中疾控中心总数为3403个，在专业公共卫生机构中占比为21.37%；专科疾病防治院（所或站）、妇幼保健院（所或站）、卫生监督所（中心）数量分别为1128个、3071个、2835个。中国有39945个乡镇级区划数，平均一个专业公共卫生机构服务2.5个乡（镇或街道），平均一个疾病预防控制中心服务11.7个乡（镇或街道），平均一个专科疾病防治院（所或站）、妇幼保健院（所或站）、卫生监督所（中心）服务的乡（镇或街道）数分别为35.4个、13.0个、14.1个，专业公共卫生机构设置远低于实际需求。

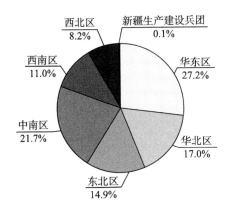

图1-8　2019年各大区三甲医院数量占比图

表1-1　2019年专业公共卫生机构规模情况　　　　　　（单位：个）

指标	专业公共卫生机构	疾病预防控制中心	专科疾病防治院（所/站）	妇幼保健院（所/站）	卫生监督所（中心）	其他
总数	15924	3403	1128	3071	2835	5487
比例	100%	21.37%	7.08%	19.29%	17.80%	34.46%

数据来源：《中国统计年鉴》。

（三）人才资源基础欠佳，医师培养过程复杂

1. 卫生技术人员数量连年增长，但服务的地域范围较广

如表1-2所示，2019年，中国医疗卫生人员为1292.8万人，每万人口卫生技术人员数为73人，卫生人员数、卫生技术人员数平均每年增长率基本维持在4.5%~6.5%的水平，并逐年递增。

表1-2　医疗服务机构及卫生人员规模情况

指标	2019年	2018年	2017年	2016年
卫生人员数/万人	1292.8	1230.03	1174.9	1117.29
卫生技术人员数/万人	1015.4	952.92	898.82	845.44
每万人口卫生技术人员数/人	73	68	65	61

注：卫生人员指在医院、基层医疗卫生机构、专业公共卫生机构及其他医疗卫生机构工作的职工，包括卫生技术人员、乡村医生和卫生员、其他技术人员、管理人员和工勤人员。

数据来源：《中国统计年鉴》。

以卫生技术人员分布范围来看（见图1-9），北京市每万人卫生技术人员数达到118.8人，远远领先于其他省（自治区、直辖市），这与其医疗机构的数量和医疗水平密切相关；陕西、浙江数量规模次之，每万人卫生技术人员数为84.9人、84.7人。此外，除西藏、江西、安徽、甘肃，其余省（自治区、直辖市）每万人卫生技术人员数大多保持在60~80人，相对平均。但总体来说，卫生技术人员配备情况远远低于发达国家。

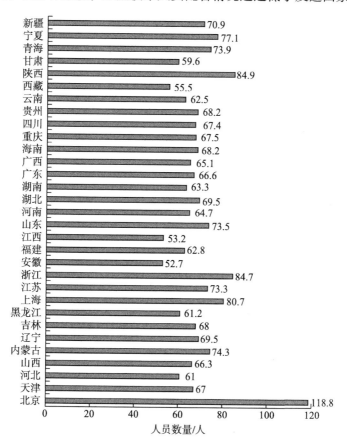

图1-9　2018年各省（自治区、直辖市）

每万人拥有卫生技术人员数量

数据来源：《中国社会统计年鉴》。

2. 执业医师人才缺口大且分布不均

如图 1-10 所示，海南、西藏、青海、宁夏地区执业医师数量远远小于华东、中南地区，西部地区人才引进较难，大量优秀医师被集中在东部和中南地区，医师资源远远低于市场需求，如何解决人才缺口、平衡发展是当前医疗行业面临的重要挑战。

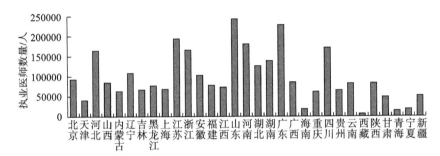

图 1-10　2018 年年底各省（自治区、直辖市）执业医师数量统计图
数据来源：《中国卫生健康统计年鉴 2019》。

如表 1-3 所示，2018 年全国执业医师数为 301.04 万人，诊疗人次则达到 83.08 亿次，平均每个医师需要服务的人次达到 2759.77 人，考虑到每个地区医疗资源的不平衡和专家占比之低，在华东、中南及北京等医疗资源丰富的地区，对于专家医师诊疗人次则远远高于 3000 人次。因此，利用互联网技术辅助专家医师满足更多的医疗服务需求，帮助普通医师和非发达地区的医疗机构提升医师水平、吸引患者流量将成为智慧医疗应用的重要突破口。

表 1-3　2012—2018 年全国执业医师数及诊疗人次统计

项目	2012 年	2013 年	2014 年	2015 年	2016 年	2017 年	2018 年
执业医师数/万人	213.88	228.58	237.49	250.84	265.14	282.90	301.04
诊疗人次/亿次	68.88	73.14	76.02	76.93	79.17	81.83	83.08
平均每个医师诊疗人次/人次	3220.50	3199.76	3200.98	3066.90	2985.97	2892.54	2759.77

数据来源：《中国卫生健康统计年鉴 2019》。

医生专业壁垒较高，培养周期较长。正常毕业的医学生要想成为一名优秀的医生仍需要经过几年、十几年甚至几十年的实践历练，人才培养艰难。尤其是现在流行的互联网医疗模式对于医生来说既是机遇也是挑战，医生在繁忙的事务中还需要接受新兴事物并学习，对互联网医疗的认知需要一定的教育和培训。若要研究或从事 AI（人工智能）医疗和大数据医疗的医生则需要同时对互联网技术和医疗技术认知深刻，要求更高。

三、智慧医疗应用价值

医疗资源的不足和分布失衡导致社会医疗需求难以得到有效满足，更严重的是，由此产生不同程度的医患矛盾与纠纷。智慧医疗以新技术促改革、以新模式促发展，从资源有效配置、医疗水平提升、医患纠纷解决、人才结构完善等角度为社会产生重大价值。

（一）实现医疗资源合理配置，助力医疗供给侧改革

2020 年 4 月 9 日，国务院发布的《关于构建更加完善的要素市场化配置体制机制的意见》指出，加快培育数据要素市场，推进政府数据开放共享，培育数字经济新产业、新业态和新模式，提升社会数据资源价值。市场要素的优化配置是今后工作的重点。传统医疗发展水平的重要影响因素之一即是优质医疗资源的分布情况。智慧医疗的核心则是科技和数据，科技赋能产业升级，数据实现商业模式转型，科技和数据在医疗行业的融合应用能够推动医疗资源共享和最优化配置。

以在线医疗为例，互联网医院、在线轻问诊平台将轻症和慢性疾病患者从线下分流至线上，进行在线诊疗和慢性疾病管理，释放一部分线下医疗资源服务于更多的市场。结合分级诊疗计划的实施，基础性诊疗下沉至基层医疗服务机构，调整各级医疗机构的就诊量和就诊时段，依据患者病情予以分流管理，促进就医需求与医疗资源的合理匹配。

近年来，在医药分离、处方外流政策的支持下，医药电子商务迎来新发展。尤其在新冠肺炎疫情的形势下，医药电子商务平台营收和活跃量倍增。平台为患者购药提供线上渠道，将购买药品的一部分患者由医院和线下零售药店分流至线上，并进行线下配送，不仅减少了患者购药时无效、

低效的沉没成本，也能起到释放医疗资源的作用，间接增加医疗资源供给。此外，"互联网＋医疗教育"以基层医生实战培训、VR（虚拟现实技术）医学教育和5G手术示教模式，打破时间、空间限制，缩短医师培养时间，同时尽可能全面完善培训维度，以医生实践案例实时提供培训以提升基层医生的医疗服务能力，提高医疗资源的利用效率。

基于医师多点执业政策，在线医疗服务可实现跨区域医师资源的协调，使偏远地区的患者在线上也能向专家咨询。智慧医疗协调医生资源与医疗需求的匹配，平衡发达地区与非发达地区的医疗水平，在一定程度上有助于克服因医疗地域发展不均衡而产生的医疗问题。

此外，AI医学影像辅助医生进行初步筛查，虚拟助手代替医生完成病历记录释放医生时间，机器人帮助医生完成挂号导诊、诊前准备等工作，CDSS（临床辅助决策支持系统）实现临床智能化管理，这些智慧医疗的应用高效且节约医生资源，承担了重复烦琐的工作，有利于医疗资源最优化配置。

诊疗效率和管理效率的提高也会增加医院的非财务收益。获得美国医疗信息与管理系统学会"数字医疗奖"的上海儿童医院，通过整体信息平台使患者平均住院时间减少3%，出错率减少11%，避免5%的重复工作。

（二）健全医患纠纷责任机制，妥善处理医患矛盾难题

首先，伴随着消费升级，人们对医疗服务质量的要求不断提高，在能获得医疗服务资源的基础上，提出了"看好病"和"好看病"的要求。然而，虽然我国医疗保险在制度设计上不断以促进公平为目的进行改革，但形式公平的背后仍未实现实质公平，医疗保险收费未与收入水平挂钩，报销未能有效地减轻实际医疗负担，"看病贵"的问题还没有根本解决。其次，医院对患者表现冷淡，患者就医排队时间长、医生治疗过程中缺少与患者的沟通，未能照顾患者情绪，导致医患之间缺乏理解，常常发生医患矛盾和纠纷。这些现象都能反映出医院对患者缺少人文关怀。再次，由于医疗资源分布不均衡，三级医院聚集患者多，漫长的等待时间加上拥挤嘈杂的环境，患者的就医体验必定不佳。最后，由于缺乏真正反映医疗服务质量的评价指标体系，就医体验改善较难。当前，作为我国主要医疗服务

提供方的公立医院，其医疗服务质量由政府主导，进行内部评审，评审指标分为医疗效率、经济效益和治疗质量三方面，却未纳入真正能反映患者对就医感受的评价情况。

医疗供给侧改革强调医疗服务高质量发展，智慧医疗通过新一代信息技术可以有效促进患者接受医疗服务的体验。在就医体验方面，智慧医院为患者提供了线上挂号、线上候诊、线上结算等服务。在医疗咨询方面，在线问诊平台有候诊时间提示，医生快速、耐心地反馈，通过直接开具电子处方、网上购药、线上支付一系列流程，缩短患者的无效等待时间，优化候诊环境，便捷支付流程，提高就医体验。

在医疗服务质量的监督和激励方面，在线医疗平台通过每次问诊结束后，患者对医生提供的医疗服务进行打分评级，可以有效量化患者对医疗服务质量的感受，便于监督。此外，针对免费的在线问诊，除了有患者对医生的打分评级外，患者还可自愿为满意的医生支付一定的报酬，这可以有效激励医生提供更好的医疗服务，这种模式或许可以给线下医院提供借鉴经验。当医生关注患者的情绪，提供更多人文关怀，在实现患者分流的同时就能缓解紧张的医患关系，减少医患矛盾。

（三）促进未病先防智能化，推动全民健康管理进程

我国面临人口老龄化的压力，老年人口比重上升带来更多的医疗需求。疾病谱由传染性疾病为主向非传染性疾病为主转变，慢性疾病患病率增加。而肥胖、吸烟、熬夜等不良的生活习惯还未上升到疾病高度，但是长期如此，疾病发生的可能性会增加，提早预防、做好健康管理、提高健康素养，可以减少就医频率，降低医疗需求。人们的医疗服务需求逐渐从单纯的医院就诊向诊前预防和诊后康养转变，传统的以医院为中心的医疗服务供给本就不足，且并未提供健康管理的服务，所以无法满足变化的医疗需求。

互联网技术为未病先防、健康管理的实现提供了技术支持。在日常生活中，消费者可以通过医疗咨询相关 App 推送的医疗知识科普、疾病预防方法、区域疾病发生概率，获取健康管理知识辅助疾病预防。也可通过智能设备进行生命体征指标监测，当指标出现异常时能收到及时提醒和个性

化的健康管理方案，健康管理 App 还可通过生物医学技术分析消费者日常的进食营养情况，并输出科学的健康食谱。在诊后康复的过程中，患者可以通过健康管理 App 获得用药提醒、慢性疾病管理服务，通过在线问诊平台获得线上复诊服务，实现完整的一对一健康管理，使患者对自身健康状况有更系统的认知和管理方案。

（四）完善基层医生培训机制，提升基层医院首诊率

基层医生医疗水平欠佳，患者认可度较低。三级医院"虹吸效应"吸引了更多患者就诊，从而获得更多的经济收入，拥有更多设备配置，吸引高水平的医生流动，导致基层医疗机构的优秀医师资源减少。在疾病谱发生变化的背景下，慢性疾病诊断和治疗比较复杂，而基层医疗机构缺乏优秀医师，所以拥有较高支付能力的患者更偏向去大医院看病。即使基层医疗机构的医保报销比例更高，规定不经社区转诊就到大医院看病，医保基金不予报销，也难以吸引患者去基层医疗机构首诊。

通过互联网和信息化技术，建立全科医生临床技能培训基地，编制继续教育规范，建立导师队伍，完善临床技能培训体系，形成临床实践技能考评方案，建设"互联网＋医疗"信息平台，发挥智慧医疗在"强基层"中的作用。基层医生利用碎片化时间进行线上学习，并结合线下医院病例实践，提高基层医师学习质量。基于互联网平台以实际诊疗案例开展实践教学，形成三甲医院医生与基层医疗机构的医生之间互动交流学习的模式，不仅使基层医生积累了经验，也为患者提供了更好的治疗方案，结合基层医疗机构距离近、报销比例高的特点，便可吸引患者在基层医疗机构首诊，推动分级诊疗的落实。

AI 技术可提高疾病发病早期的诊断率，提高基层医疗机构的诊断水平。但现阶段 AI 医学影像系统只限于大医院，无法辅助基层医生提高诊断效率。构建云平台，可实现三甲医院和基层医院的系统对接，可克服这一困难，使基层医院能享受智能辅助诊断及质检服务。安徽省立医院 2017 年将 AI 影像辅助诊断系统对接至安徽省"医学影像云"及远程会诊平台，全省 41 家县级医院和西藏山南地区人民医院直接将胸部 CT 和乳腺钼靶影像上传到省影像云中心，AI 影像辅助诊断系统可在十几秒内提供诊断结

果，辅助基层医生诊断，提高高危疾病的筛查能力。

四、智慧医疗主要应用模式

医疗行业的变革需要互联网技术的助力，智慧医疗转型升级过程中相关产业环节的协同发展至关重要。本章从产业链角度对数字技术在医疗产业的应用模式进行解析。

（一）医疗服务信息化

互联网技术在医疗服务中的应用是最困难也是最迫切需要的一个领域，社会各界对此十分关注。言之重要，在于当下医疗服务需求旺盛但供给结构失衡，医疗效率有待提升，医生精力和能力如何实现价值最大化。言之困难，在于医疗服务专业高壁垒和人体结构的复杂性，具有较强的经验依赖度，且关乎人民生命安全，稍有差池即会影响社会安全和稳定。因此，互联网技术在医疗服务的应用模式应该是以辅助诊疗为主，目前比较热门的具体应用形式主要如下。

1. 临床辅助决策系统

在高质量医疗资源稀缺性和不均衡性的大背景下，医生水平参差不齐，因此导致的漏诊、误诊等医疗事故层出不穷；同时现代医学快速发展下医疗知识体系爆炸，医生在繁忙的工作状态下，仅通过自身学习难以熟练掌握庞杂的专业知识，因而利用现代计算机技术来填补医疗市场所需技能与医生群体自身能力之间落差的迫切需求，直接催生了 CDSS。实现研发 CDSS 的最终愿景，就是在工作流程中，通过正确的渠道，在正确的时间和正确的干预模式下，向正确的人提供正确的信息。

2. 电子病历

电子病历的推广是医院现代化管理的必然趋势，也是区域卫生信息系统的建设要求，有助于医院的系统化管理和患者信息的横向与纵向管理。目前医院对病历的记录和储存实现了部分电子化，较传统手工记录方法储存较为便利，但也存在一些问题。目前电子记录方式并未有效节省医生时间，尤其对于年龄较长的资深医生来说更习惯以手工记录，同时每家医院的电子病历结构都有所差异。未来在电子病历的应用中应该从医生的角度设计合理的结构模式，同时可引入语音识别技术快速记录信息，为医生节约时间，使其投入更加重要和高技术含量的工作中去。

3. 在线医疗

关于在线医疗本书将其分为远程诊断和在线咨询两种情况。其中远程诊断包含远程专家会诊和互联网医院两种形式，在线咨询则主要针对那些基于互联网平台为用户提供医学建议的企业，这类企业多以 App 形式存在。远程诊断的应用在一定程度上减轻了医疗地域发展不均衡的现象，为患者减少了交通成本，弥补了基层医生技术短板造成的不足。在线咨询形式则为医院分担了一部分就医需求并不强烈的患者或用户，分离了部分流量。

4. AI 医学影像

放射科、病理科等科室的医生收入偏低，培养难度较大，单纯依靠人工阅片将加剧供需不平衡的状况，人工智能在医学影像的应用为其从产业生态的角度带来创新和发展。AI 影像的应用可以为患者带来更加全面的诊断建议，降低误诊率；同时可帮助医生快速定位病灶区域，提高诊断效率。

5. 虚拟助手

虚拟助手应用大数据和人工智能技术，形成知识库，充当医生助理，输出多样化服务。在科研方面利用大数据技术快速筛选案例和信息；在治疗时，代替医生承担一些机械化工作，同时部分虚拟助手可以实现与患者的实时沟通对话，帮助其解决简单的疑问。

6. 数字一体化手术室

依托智能医疗云平台，建设数字一体化手术室，规范国内一体化手术室标准，可以实现医疗资源共享、智能医疗系统及设备的管理，改变手术过程信息不对称现状，为每一位患者建立可视化手术档案。数字一体化手术室以患者为中心，将患者的医疗信息系统的数据进行整合，形成数据云平台，实现异构整合的能力，解决手术室孤岛信息的问题。基于音视频技术，可实现主刀医生手术操作的全息记录，形成医疗视频资源，此类资源可用于教学、科研等，是医院无形资产的积累，是医院底蕴的呈现。数字一体化手术室的建设，是医院实现数字化管理的标志性工程，可以提升医院的现代管理水平、科研水平、教育水平和知名度，创造社会效益和经济效益。

7. 数字人

通过对人体生理数据、检验数据、遗传数据等因素的分析，建立人体个性化模型，在研究个体的同时积累形成生命数据库，为医学研究减少探索时间，具体将从以下几方面实现应用：①疾病早期诊断；②提高疑难杂症治愈率；③加快药物研发进程；④提高医疗服务效果；⑤助力个性化医疗和精准医学。从横向和纵向不同的角度对人体数据予以研究，实现医学事业的可持续性发展。

（二）数字健康管理

近年来，健康管理的概念被高度关注，全民健康成为社会重要话题。1929 年，美国建立的健康管理组织（HMO）即是通过关注居民健康管理方式降低其疾病发生概率。中共中央、国务院印发《"健康中国 2030" 规划纲要》强调了统筹解决关系人民健康的重大和长远问题。作为一个庞大的系统工程，健康事业的建设需要互联网技术的支持。

关于互联网技术在健康管理领域的应用主要体现在健康管理方案的设计、营养学、可穿戴设备、疾病风险预测方面。人工智能对个体健康信息、生活习惯的数据予以整合分析，建立个体健康模型，基于数据库标准，为用户定制个性化健康管理计划；结合生物医学技术发现食物和药物中的分子元素，研究其活性，分析其对疾病的预防作用；利用可穿戴设备采集用户信息为其提供用药、检查提醒服务，当指标达到预警线时及时提醒；收集全国或某一区域的居民健康信息，预测区域内发生疾病的概率等。

目前，关于互联网技术在健康管理领域的应用较多的是可穿戴设备，但可穿戴设备的指标准确度还有待考察，国家市场监督管理总局关于相关医疗器械的认证也并不多，未来有待制定行业标准，从医学角度对其运营效果、准确性予以优化。

(三) 智能医疗支付

医疗支付是就医过程的最后一环，也是患者选择就医途径的关键因素。互联网技术在医疗支付领域的应用相对来说涉医行为较少，其推广的重点在于技术能否满足支付需求，以及对于医疗数据的保护问题。互联网技术在医疗领域的具体应用形式表现如下。

1. 移动支付

在医疗行业供求失衡的状态下，除了看病难、看病贵这两大问题之外，排队时间长也使得门诊客流量大、道路拥挤，传统的医院以现金、银联卡为主要支付手段，在互联网技术的介入下，可以实现柜台端的支付宝、微信支付，节约就医时间，甚至实现跨越地理空间的支付行为，缓解就医紧张问题。再者，各大在线诊疗平台在连接挂号服务的基础上，逐步推进就医行为的在线支付，如瑞慈医院开发的远程诊疗平台，患者在预约远程医疗服务的同时可以实现线上支付，极大地降低了空间地域成本和时间成本。此外，在医疗资源分布不均衡的现状下，互联网医院将是未来医疗发展的趋势之一，移动支付则是互联网医院顺利运行的必备条件，是患者导流的手段之一。

2. 智能理赔

在互联网平台发展的基础之上，很多保险公司除了传统的保险代理渠道外，还在电子商务平台积极布局销售，并逐步实现线上推广、线上咨询、线上销售、线上下单等操作。即便如此，保险理赔过程中的材料收集、人工核保等过程依然会占用大量的人力和时间，这些琐碎工作严重阻碍了理赔进度，审核人员工作量大导致客户的材料被搁置进而引起客户抱怨的情况时有发生，客户体验和满意度不佳。通过大数据技术对客户信用、个人消费、收入情况等信息的收集建立客户画像，利用区块链对个人医疗记录和材料进行记账以保障信息的真实性和可追溯性。在此基础上，引进人工智能机器学习技术进行智能核保可以实现理赔线上化，加快审核和理赔速度，简化流程的同时优化用户体验；更为重要的是，可有效地进行风险管控，保护保险公司和客户的利益，避免劣币驱逐良币的现象。

（四）医药智能研发与信息化流通

《国务院办公厅关于进一步改革完善药品生产流通使用政策的若干意见》中指出，要加强互联网企业与药品流通企业之间的联系，鼓励药企使用互联网技术完善药品的流通、监管，依托信息系统完善互联网药品交易管理制度。可以看出，政府对于互联网技术在药品流通方面的应用保持积极态度。尤其在处方外流的背景下，通过互联网技术加强对药品的管理能在一定程度上减少医药购买乱象。关于互联网技术在医药领域的应用，本部分列举如下几种具体应用模式。

1. 医药电子商务

医药电子商务的模式其实无异于餐饮外卖模式，但从供应链、库存条件、商家资质、销售方式等方面提出了更高要求。互联网医药商城主要分为 B2B、B2C、O2O 三种交易形式，销售商家需要具备一定的资质，或是医药批发零售企业开发的电子商城，或是依托实体药店的电子商户，交易主体需要有权威机构认证的营业执照，且需要具有执业药师资格的人负责网上药品购买咨询；药品的存储方式和条件需要符合行业标准；销售模式分为处方药销售和非处方药销售两种，对于处方药品的销售需要客户提供相应的处方证明才允许交易的形成，非处方药的销售不需要处方，但需要有药品专业知识的客服能够作为咨询顾问回答客户问题。

2. 药物研发

传统的药物研发模式需要经过靶点选择、化合物筛选、试验者招募、试验监控、药物审批等程序，每个阶段的完成都需要经历 3 ~ 5 年甚至更长的时间，最后成功研发的药物是经过上千万次的实验而成的。在大数据和人工智能技术的作用下，通过大数据挖掘和智能匹配，缩短靶点选择和化合物筛选的周期，在虚拟试验的基础上预测药物晶型，并智能获取药物的不良反应，更加准确地选择最佳成分和药品结构，匹配合适的患者。目前辉瑞、默沙东等国际大型外企已经在逐步探索大数据和人工智能在药物研发方面的应用，如果能够成功应用将有希望更快地研发出治疗某些绝症的药物，同时造福更多药企，进而缓解药品市场垄断局势，打破供给不平衡状态，引导药品行业价格的合理走势。

3. 药品溯源

近年来，在医药行业巨额利润驱使之下，市场上频出假药、过期药等不良事件，对患者来说无疑是雪上加霜。虽然各厂家在利用不同技术完善供应链管理，但不可避免地还是会被不法分子钻空子，也难以实现互相监督、追根溯源的效果，成效一般。区块链技术具有分布式记账、可追溯、不可篡改的特点，将区块链技术链接到药品管理领域，由药品供应链各个环节的参与主体控制网络的各个节点，对所参与药品的交易状态进行记账，实现端到端的记账，确保药品信息难以复制。区块链药品追溯可以覆盖生产、销售、流通等不同环节，各环节数据按照统一标准去识别，提供实时验证服务；同时，当发生问题时可以追溯到每个环节的具体细节，快速追踪到问题环节。

（五）远程医疗教育

医疗资源发展不均衡是世界难题，其一在于供求不均衡，现有的医生资源无法快速满足庞大的就医需求；其二在于人才素质参差不齐，国内优质医生资源多集中在发达城市的三甲医院。这也造成了三甲医院人满为患、一号难求的现状，患者看病除了巨额的医疗费用之外还需要负担不少的交通费用；更甚者，出现了外地患者就医难报销的情况。要解决医疗资源的问题还是需要从教育出发，如何提高现有医生专业水平和素质能力，怎样培养未来的医学专业学生，互联网技术可在其中发挥重要作用。

1. 基层医生实战培训

总体来说，基层医生（尤其是欠发达地区）的学历水平较低，所掌握的专业知识和熟知的疾病较少。此外，由于其长期治疗基础性疾病，对于疑难杂症的治疗缺乏实战经验，甚至普通疾病的并发症可能也会有所不知。目前，对于基层医生的培训大多还是采用现场教学或者是在线平台的理论教学，前者耗费时间、人力、物力较大，普及范围小；后者停留在理论层面落地难，医生难以融会贯通。如果能将两者结合将有可能实现互补效果。医疗 DUCG（智能辅助诊断）系统为临床专家开发自己的专业知识库和商业产品提供平台，为基层诊所和医院的医生提供智能辅助诊断并推荐治疗方案。经授权的临床专家在平台上构建的专科和分诊医疗知识库与平台提供的后台推理机和前台用户界面相结合，构成代表各自水平、地区特点、不同语言的临床辅助诊断、治疗方案推荐、智能分诊、跨科（全科）诊断和自动生成病历的智能医疗专业产品，重点用于提高基层医生的临床诊疗水平，减少漏诊、误诊。

2. VR 医学教育

通常外科医生培养周期至少需要 5 年的时间，其间需要在狭窄的手术室里观摩学习，这样的学习环境对于患者情绪状态和实习医生的学习效果都有影响。VR 技术可以从地域空间、时间上克服障碍，实习医生通过 VR 眼镜和视频录播、直播可以从多个视角、重复性地观摩医生手术过程，加快医疗教育速度。而且，相比传统的教学方式，VR 眼镜可使受教者用较低的成本便可获得较为强烈的沉浸感。

3. 5G 手术示教

医术精湛的医生资源数量少且存在地域分布差异，资源限制、地域限制、时间成本等往往是医生学习和提高技术的外部限制因素。5G 手术示教将医院的手术过程进行直播，对实习医生进行演示，增加并提高医生的案例经验和实操水平。5G 可实现信息的快速传播，可有效克服直播过程中的信息延迟问题，提高学习效率，有利于培养更多具备优秀技术的医师，也有利于分级诊疗的推进。

第二部分

发展篇

医疗健康行业持续受资本关注和青睐，融资模式有所变化。图 2 - 1 所示为 2011—2019 年全球医疗健康行业融资情况，可以看出 2011—2016 年融资事件数迅速上升，单笔融资金额波动性较大；2016 年以后行业融资事件数有所回落，但单笔融资金额逐步呈现稳定增长趋势。2011—2016 年行业融资热度较高，融资轮次靠前；2016 年之后行业热度下降，资本更关注融资轮次相对靠后、模式更为成熟的企业，资本呈现逐渐集中趋势。具体到细分领域融资情况，医疗信息化和科技医疗在融资事件数量、融资金额方面均成绩显著。

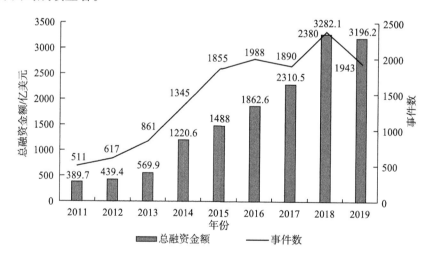

图 2 - 1　2011—2019 年全球医疗健康行业融资总体情况

注：事件数未包含未披露金额的融资事件。

数据来源：未来智库《2019 年医疗健康领域投融资报告》。

本篇从国内和国外发达国家两个角度，分别分析智慧医疗的发展情况。

国内方面，智慧医疗发展已上升为国家战略，中央及各级地方政府在医疗信息系统建设、远程医疗供给和监测、互联网医院及第三方互联网信息平台等方面陆续出台政策鼓励发展。行业层面，智慧医疗融资金额增加，且融资轮次逐渐后移；医疗信息化市场规模持续扩大，移动医疗市场规模增长迅速。总体来看，我国智慧医疗发展较快但还不够成熟，仍然有较大的发展空间。

国外方面，分别选取具有代表性的西方国家和亚洲国家，即美国和新加坡。美国和新加坡政府通过投资、立法、政策颁布等形式支持医疗行业的智慧化发展，重点聚焦于物联网技术对药品的管理、电子健康档案的信息共享以及大数据、人工智能在医疗行业的应用。其中，美国将信息安全隐私上升至法律层面；行业层面，美国医疗信息化将关注点升级至数据的二次利用，实现信息的分享互联。美国医学信息化的蓬勃建设为智慧医疗的发展奠定了良好的基础。健康监测已实现流行性感冒快速预测，远程医疗服务几乎全覆盖，完善的药品管理体制和医保制度，迅速推进医药电子商务的发展，比我国更早实现线上线下联动发展的商业模式。新加坡除医疗保险制度和医疗体制较为完善外，远程医疗和医疗管理信息化在解决医疗资源分布不均、促进信息互联互通和加速数字医疗发展方面发挥了重要作用。

一、中国智慧医疗发展现状

本部分为对国内智慧医疗发展情况的研究，由于前面已对国内医疗资源投入情况进行了分析，故不再赘述。智慧医疗重点应用领域则单列一篇详细阐述。因此，本部分主要从医疗体系结构、政策法规导向、医疗资金投入、市场规模情况四个方面对中国智慧医疗发展现状展开论述。

（一）医疗体系结构

中国医疗卫生实行中央—省（自治区、直辖市）—地市—区县—乡镇多级管理机制，并在各级设置承担细分职能的管理机构，形成以政府为主导，以国家、省（自治区、直辖市）、市、区县、乡镇各级各类公立医疗卫生机构为主体，社会民营医疗机构共同参与的多元化医疗体系。相较于发达国家，中国医疗服务呈现西医与中医并存的结构。

从行政级别来看，中央层面设立国家卫生健康委员会、国家食品药品监督管理总局，日常相关事项向国务院汇报。其中国家卫生健康委员会在业务上管理国家中医药管理局、中国疾病预防控制中心和部级医院，医学院校和部分高校附属医院由教育部管理，国家食品药品监督管理总局则管理各行政级别的食药监局。参照国家级卫生机构，设立相应的省级、地市级、区县级医院和公共卫生中心，其中地市级和区县级未设中医药管理局，乡镇级则下设社区卫生服务中心（站）、乡镇卫生院（村卫生室），由乡镇政府或街道进行业务管理。

从职能类型来看，我国医疗卫生体系由医疗服务体系和专业公共卫生服务体系组成。医疗服务体系包括公立医院、私立医院、基层医疗卫生服务机构。医院包括综合医院、专科医院、中医院，对患者开展医疗救治服务；基层医疗卫生服务机构则包括乡镇卫生院、村卫生室和城市社区卫生服务中心（站）等，负责居民基础医疗服务、日常健康教育和疾病预防服务。专业公共卫生服务体系包括疾病预防控制、健康教育、妇幼保健、精神卫生防治、应急救治、采供血、卫生监督、计划生育等专业公共卫生机构。

（二）政策法规导向

为适应人民的生活需要，解决看病难、看病贵等问题，我国医疗体制不断改革完善，分级诊疗政策推动医院患者分流，缓解供需结构失衡；药品零加成和两票制政策的出台促进了医药分离的改革，有助于解决以药养医的现状，控制医疗保险费用；医生多点执业政策的放开力图规范就医秩序，扩充医生收入渠道。

中国人口众多、疾病多样复杂，医疗服务和就医费用的改善离不开智慧医疗的发展。2010—2020 年，国务院、国家卫生健康委员会等国家机关先后发布多个政策文件，从国家宏观政策角度推动国内智慧医疗产业的发展。附录一列出了 2010 年以来国家为推动智慧医疗产业发展发布的主要政策。

近年来中国政府在医疗智慧化领域出台多方面政策予以重视，体现为：①加快医疗信息系统的建设，优化诊疗流程，改善就医体验和服务效率；②鼓励远程医疗和监测的医疗行为，带动中西部地区和基层地区的医疗供给服务，促进医疗资源的横向和纵向流动；③鼓励结合互联网技术手段，推动社会资本办医和医生多点执业，平衡医疗资源和医疗需求的地域分布；④建立电子健康档案、加快电子病历信息共享进程有助于疾病预测和疾病诊断；⑤允许开展依托实体医院的互联网医院，鼓励建立第三方互联网信息平台实现优质医疗资源共享等。政策的支持为共享医疗信息资源、缓解医疗流量过度集中、优化治疗效果奠定了基础。

"互联网+"的兴起助力医疗产业信息化发展，以互联网为载体、信息技术为手段的智慧医疗成为"互联网+传统行业"转型升级的典型领域，但医疗支付、病患信息等数据的安全性也成为智慧医疗发展的关键问题。为保障网络安全，维护公众隐私，促进医疗信息化健康发展，制定相关法律非常重要。2016 年 11 月 7 日第十二届全国人大常委会第二十四次会议通过《中华人民共和国国家网络安全法》，规定网络运营从业者加强行业自律，制定网络安全从业规范，并据信息泄露行为等级制定相应的处罚措施。2016 年 1 月，贵州省第十二届人大常委会第二十次会议通过《贵州省大数据发展应用促进条例》，该条例首次以地方立法形式对大数据应用现状、信息共享开放、安全管理、数据采集交易等事项做出规定，推动大数据在产业中的顺利应用。

在政策和法律的指引下，以国有资本为主体，由国家卫生健康委员会统一牵头组织，国家健康医疗大数据安全管理委员会统一监管的三大健康医疗大数据集团筹建组织，如图 2-2 所示。

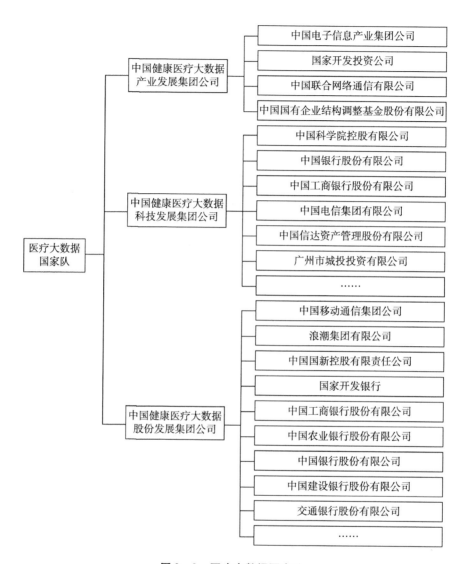

图 2 - 2　医疗大数据国家队

（三）医疗资金投入

1. 医疗费用支出情况

医疗费用支出逐年上涨，支出结构发生变化。社会老龄化的加剧和需求结构的变化促进了医疗支出的增长，医疗事业的发展逐步引入并加大社会力量的共同参与。2012 年新医改以来,我国卫生资金投入呈现逐年增长趋势。2018 年我国卫生总费用达到 59121.9 亿元。

政府在卫生事业方面持续投入给予政策支持和资金支持。由图 2-3 可以看出,近年来政府卫生支出持续上升,总额逐步与个人现金卫生支出持平,但支出比例较社会卫生支出有所下降,2018 年政府卫生支出为 16399.13 亿元;社会卫生支出占比逐年扩大,2018 年社会卫生支出总额达 25810.78 亿元。

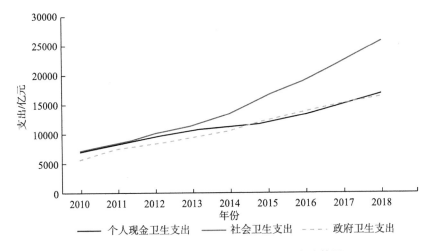

图 2-3　2010—2018 年不同主体卫生支出趋势图

数据来源:《中国统计年鉴》。

个人卫生支出方面,2018 年人均卫生费用为 4236.98 元,相较 2017 年同比增长率为 11.98%,如图 2-4 所示。卫生总费用增速高于 GDP 增速,如图 2-5 所示。

2. 社会资本投入情况

如图 2-6、图 2-7 所示,2014—2018 年我国智慧医疗融资不断,2015 年和 2016 年我国智慧医疗行业融资事件均超 70 起,融资金额均超 65 亿元,2017 年融资事件数和融资金额均发生大幅下降,推测与智慧医疗市场良莠不齐、盈利模式不清晰、政策收紧有关。2018 年 4 月,国务院办公厅出台《关于促进"互联网+医疗健康"发展的意见》明确指出了智慧医疗行业的发展条件,一些以智慧医疗为噱头炒作的企业被限制在门槛之外，资本也据此摸清智慧医疗发展的基本方向，投资更偏向于注重医疗、发展稳定的专业化企业。2018 年虽然融资事件仅有 36 起，但融资金额高达 98.8 亿元。此外，融资轮次逐渐后移，B 轮、C 轮及其他轮次的融资事件占比增加，意味着单笔融资金额较大，投资机构在选择投资对象时更为慎重。综合来看，市场资本看好智慧医疗发展。

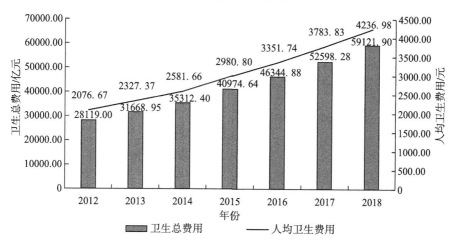

图 2 - 4　2012—2018 年卫生费用统计图

数据来源：国家统计局。

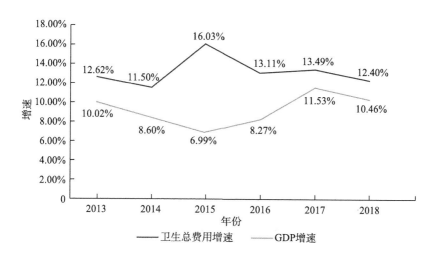

图 2 - 5　2013—2018 年卫生总费用与 GDP 增速对比图

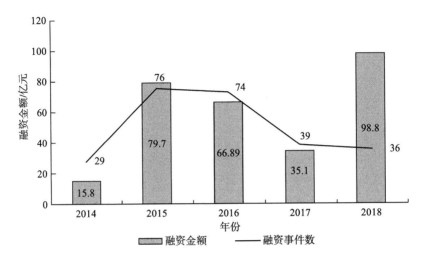

图 2 - 6 2014—2018 年国内智慧医疗行业融资事件数及金额

数据来源：锐观网。

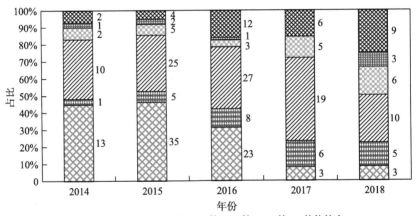

图 2 - 7 2014—2018 年国内智慧医疗行业融资轮次

数据来源：锐观网。

(四) 市场规模情况

1. 医疗信息化市场规模持续扩大

如图 2 - 8 所示，自 2012 年新医改以来，互联网技术在各领域的产业化应用持续加深且推动产业转型升级。我国医疗信息化行业从政策和技术的角度迎来发展动力，市场规模持续扩大，2015 年以后增速呈现稳定增长趋势，2012—2018 年我国医疗信息化市场规模的年均复合增长率为 14.84%，2018 年医疗信息化市场规模达 423.4 亿元。

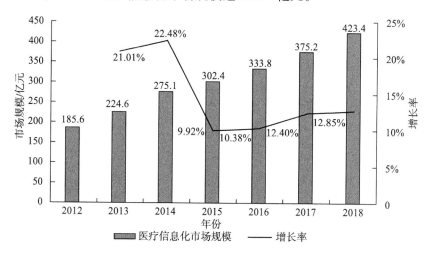

图 2 - 8　2012—2018 年我国医疗信息化市场规模及其增长率

数据来源：中国产业信息网。

2. 硬件市场规模占比先增后降，软件市场规模占比持续增加

如图 2 - 9 所示，2012—2014 年硬件市场规模占比维持在 72% ~ 74%，市场规模增长率为 20% ~ 25%，该阶段医疗信息化的发展多重在医疗器械、医院信息系统等方面的升级。2015 年之后硬件市场规模逐年下降，增长率均在 10% 以下，该阶段出现了大量的以软件应用系统为技术、以商业模式为竞争力的智慧医疗创业公司，着重以云计算、大数据、互联网平台为主要信息技术变革医疗行业的发展。

二、美国智慧医疗发展分析

美国在科技创新方面成绩显著，其智慧医疗发展水平也处于世界前列。本部分从美国医疗体系结构、政策法规导向、医疗资源投入、重点应用领域分析智慧医疗发展情况。

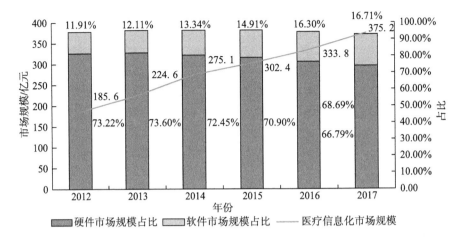

图2-9　2012—2017年我国医疗信息市场情况

数据来源：中国产业信息网。

（一）医疗体系结构

本部分对美国医疗体系结构的研究主要从医疗卫生体系与医疗保险体系两方面展开。

1. 医疗卫生体系

美国医疗卫生体系采用联邦—州—地方三级管理结构，各级管理机构分工不一。

（1）联邦政府设立卫生与公共服务部（HHS）作为其管理公共卫生事业的主要部门，负责领导、规划美国公共卫生事业发展，并协同立法部门修订公共卫生法案、协同财政部门编制卫生预算、统筹卫生科研、指导突发事件应急管理等。HHS下设细分机构：卫生保健研究与质量管理中心（AHRQ）、疾病预防与控制中心（CDC）、医疗照顾（Medicare）与医疗补助（Medicaid）、项目管理中心（CMS）、有毒物品与疾病登记处（ATSDR）、食品药品监督管理局（FDA），印第安人卫生服务处（INS）、国家卫生研究所（NIH）、药物滥用与精神卫生服务局（SAMHSA）以及卫生资源和服务管理局（HRSA）。

（2）州政府设立卫生局，各个州立卫生局级别和职能有所差别，部分州立卫生局直接属州长管辖，部分州立卫生局则下设在某些行政机构中（如卫生委员会管辖）；另外也有部分州立卫生部门并非独立部门，与其他社会事务如教育、福利等事务共同办公。大多数州立卫生局主要职责包括：出生、死亡、人口统计与疾病报告、传染病控制、环境卫生管理、公共卫生实验室服务、妇幼卫生与学校卫生、健康教育等。

（3）地方公共卫生机构体系庞大，遍布各个地区和小镇，是核心执行机构。地方性卫生机构职能广泛且具体，除基础的医疗服务外，还负责当地居民的预防工作，包括免疫、保健等，部分卫生机构还干预餐馆卫生检查。

2. 医疗保险体系

20 世纪之前美国公民的医疗费用只能以自付、互助的方式解决，当时无私立或者公立医疗保险机构及项目。1912 年，罗斯福提出全民享有医疗保障的提议，之后美国医疗体制历经了罗斯福、尼克松、奥巴马等不同时期总统的改革，经过一百多年的发展美国医疗体制逐渐形成了以私有为主、公共为辅的"双轨"制，由不同的私人保险计划和政府"双 M"计划构成，奥巴马的《患者保护与平价医疗法案》（*Patient Protection and Affordable Care Act*，ACA）要求，保险机构不得因健康状况拒保或产生价格歧视；私人医疗保险计划一般由雇主单位为员工提供商业保险，50 人以上的公司如果不为员工购买医疗保险将面临处罚，50 人以下的公司由政府为雇主减免税收作为为员工购买医疗保险的奖励，60% 的美国公民通过就业获得医疗保险；"双 M"计划是对老年群体和低收入者的医疗照顾计划（Medicare）和医疗补助计划（Medicaid），满 65 岁及以上的老年人 80% 的医疗费用由联邦政府承担，贫困人群的医疗费用由联邦政府和州政府联合承担。此外，美国实行儿童健康保险计划（CHIP），由美国卫生及公共服务部管理，联邦政府和州政府出资帮助父母因贫困无医保的儿童。表 2 - 1 所示为历年美国政府在医疗方面的支出情况，2018 年美国 GDP 总值为 20.5 万亿美元，政府医疗支出约为 1.366 万亿美元，政府医疗支出占 GDP 总值约 6.66%，其中医疗福利补助和 CHIP 计划支出分别为 0.597 万亿美元、185.83 亿美元，二者合计占医疗总支出的 45.06%，可以发现美国政府在医疗方面注重对弱势群体的保护，花费大量资金为老年、儿童、贫困、病残等弱势群体提供医疗保障。

表 2-1　历年美国政府医疗支出统计表　　（单位：10 亿美元）

年度	总支出	医疗保险	医疗福利补助	CHIP 支出
1980	63.419	37.387	26.032	—
1990	163.089	101.137	61.952	—
2000	428.224	224.829	200.383	3.012
2010	884.699	498.859	374.734	11.106
2015	1206.158	648.783	542.628	14.747
2016	1258.929	676.772	565.380	16.777
2017	1288.318	705.123	565.111	18.084
2018	1366.152	750.182	597.387	18.583

数据来源：NATIONAL HEALTH EXPENDITURES BY TYPE OF SERVICE AND SOURCE OF FUNDS：CALENDAR YEARS 1960 to 2018. Centers for Medicare & Medicaid Services，Office of the Actuary，National Health Statistics Group.

　　奥巴马的平价医改计划在实现更多人参保的同时也带来争议，其在对于公民强制投保和对低收入群体的医疗补助刺激了医疗保险机构对中产阶级的费用升级、利益剥夺和政府对医疗资金的投入增加。特朗普提出的"美国病人优先"（*American Patients First*）计划核心在于通过替代药价透明减少中间商的利益，提高国外售价来维护本国患者的利益。

　　美国医疗服务提供机构包括公立和私立医院以及私人诊所，其中以私立医院和私人诊所为主，医生则以家庭医生为主，支付方包括私人保险、政府、个人、其他公共机构等。美国公民保险意识较高，支付过程中商业保险公司提供的私人保险支付比例较高，在政府支付方面有针对老年群体和低收入者的"双 M"计划对患者进行医疗补助，来源于政府税收和政府补贴资金，医疗体系中的各项行为受美国 FDA 和其他非政府组织监管，如图 2-10 所示。

　　私人医疗保险主要分为 PPO（Preferred Provider Organizations）、HMO（Health Maintenance Organizations）、EPO（Exclusive Provider Organization）、POS（Point-of-Service）等不同类型。其中 PPO 的保险类型允许居民自行选择医生就诊（家庭医生或专科医生）；而 HMO 的保险类型则由家庭医生担任看门人的角色：患者就诊需要先找自己对应的家庭医生进行治疗，再由

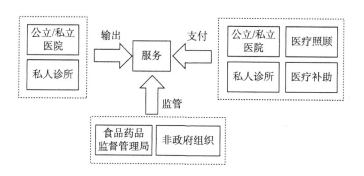

图 2 - 10   美国医疗体系图

家庭医生根据情况判断是否转诊至专科医生进行治疗；EPO 和 POS 则介于两者之间。各个保险类型有利有弊，如表 2 - 2 所示。

表 2 - 2   美国不同种类医疗保险对比

保险种类	就医选择	费用及报销	医疗服务
PPO	自行选择诊所（分网络内诊所和网络外诊所）	·网络内诊所有优惠折扣，网络外诊所就医无优惠折扣 ·网络内诊所看病可报销大部分费用，网络外诊所就医自费比例高，报销比例低	—
HMO	个人指定一名家庭医生，就医选择性少，需经家庭医生转诊才可看专科医生或住院治疗	·保费相对便宜 ·自付费用较低	为会员提供预防性医疗福利，如免费体检、疫苗注射、女性乳房检查等
EPO	自行选择诊所（分网络内诊所和网络外诊所），无须指定家庭医生，看专科医生不需要经过转诊	·保费相对便宜 ·不报销网络外诊所就医费用，部分会对该情况下的急诊进行报销	—
POS	比 HMO 选择性多，可选择网络内诊所和网络外诊所	·保费相对便宜 ·需要指定家庭医生，由家庭医生转诊至网络内的专科医生费用低，直接到网络外的诊所就诊自费比例高	—

美国的医疗体制也经历了漫长的发展。图 2-11 所示为美国诊疗制度示意图，大部分美国居民需先就诊家庭医生，根据病情程度由家庭医生决定是否需要转诊至上级医院，经转诊的患者在专科医生的治疗后如病情缓解且稳定即可转至家庭医生为其提供日常健康检查服务并对病情进行管理；而急诊患者和参加 PPO 保险的患者则无须经过家庭医生同意即可就诊于专科医院。这种制度在一定程度上缓解了医院人流量过多的问题，降低了政府医疗支出，但也存在部分问题。美国 2007—2008 年度的一项调查发现，美国公民中无法享受医疗保险的人数至少占 15%，同年的人均医疗开支为 7290 美元，国内医疗支出占国内生产总值的 16%，同时存在预约等待时间长、就诊费用高等问题。

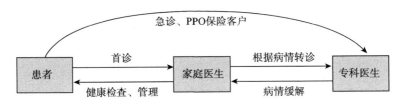

图 2-11　美国诊疗制度示意图

（二）政策法规导向

人工智能、大数据、物联网等新一代信息技术正在变革传统行业的结构，医疗行业问题的复杂性和多样性也使得各国政府积极探索信息技术在医疗行业的应用，并颁布相关支持政策。

1. 美国智慧医疗的规划和政策

美国政府通过投资、立法、政策颁布等形式支持医疗行业的信息化和智慧化发展，重点聚焦于物联网技术对药品的管理、电子健康档案的信息共享以及大数据、人工智能在医疗行业的发展，表 2-3 所示为 1996—2016 年美国智慧医疗的重要规划和政策。

表 2－3　1996—2016 年美国智慧医疗的重要规划和政策

年份	规划和政策
1996	美国国家生命与健康委员会（NCVHS）被赋予新使命——医疗信息标准化建设。HIPAA 法案是美国医疗信息化政策的开端
2004	食品药品监督管理局促进物联网技术的实施与推广，通过立法加强在药物运输、销售、防伪、追踪体系的应用
2004	国家卫生信息网络（NHIN）建设项目提出用 10 年时间为每个居民建立电子病历并实现信息共享，美国区域卫生信息化从此进入规模化快速发展阶段
2005	成立 AHIC，负责对美国医疗信息化提供建议和方案
2006	允许民间资本进入医疗技术和培训等领域，加大市场化
2009	奥巴马发布 13507 号总统令，将医疗信息化作为美国医疗改革的一部分
2009	奥巴马政府签署 HITECH 法案，计划在 5 年（2009—2014 年）内投资 190 亿美元推广医疗数据信息化和电子病历（EHR） 推进效果：78% 的医生和 96% 的医院已使用 EHR，法案目标已基本实现
2010	出台《2010—2015 年卫生信息化战略规划》
2010	ACA 法案推动支付方式由按服务付费转变为按价值和效果付费，该转变需要以基于 EHR 记录的大量数据为基础进行分析，并建立反馈指标，推动美国医疗信息系统实现 1965 年以来最大规模的覆盖范围扩张
2012	《大数据研究与发展计划》中美国率先将大数据提至国家战略，目标在于研发大数据核心技术，推动科技进步和国家安全，同时培养大数据人才
2013	政府拨款 30 亿美元，促进电子病历系统的构建，改善美国医疗保健系统
2014	美国国家卫生信息技术协调办公室发布《2015—2020 年卫生信息化战略规划》，提出加强医疗领域信息技术的普及，推动信息共享等
2014	发布《医疗信息互操作 10 年规划》，加快物联网技术在医疗领域的应用，10 年内建立可互操作的医疗生态系统
2015	《全美互操作路线图》，为医疗行业提供信息互操作（物联网相关技术）的方法与步骤
2015	MACRA 法案（*Medicare Access and CHIP Reauthorization Act*）开始推动医疗信息的互操作性
2016	FDA 发布《医疗器械网络安全的售后管理》指南，帮助厂商解决物联网设备的售后安全管理问题

年份	规划和政策
2016	《国家人工智能发展与研究战略计划》强调人工智能在医疗、公共卫生领域方面的应用，提出通过发展人工智能在医学及个人服务等方面的应用来改善生活质量的愿景
2016	《21 世纪医疗法案》（*21st Century Cures Act*）中电子病历（EHR）要求医疗信息化服务开发者必须提供 API，打破在医疗信息的获取、交换和使用过程中的程序阻碍，并完成相关技术在实际使用条件下的互操作性的测试；提出，对阻碍信息互通的行为实施惩戒。推动医疗信息更大规模的互联互通

2. 美国信息隐私安全相关政策

医疗信息系统的应用不可避免地产生信息安全问题（如患者的就诊信息保密、信息用途确定问题、系统稳定问题等），美国政府在鼓励医疗信息化发展的同时也注重医疗数据的敏感性和安全性，为避免因医疗信息化带来的安全问题，并提高医疗系统的效率和医保的覆盖率，克林顿总统于1996 年签署 HIPAA 法案，即《健康保险携带和责任法案》（*Health Insurance Portability and Accountability Act*，HIPAA）。该法案对医疗信息中的各种概念进行明确的定义，并在交易规则、医疗隐私、医疗信息安全等方面做出细则规定。该法案要求在实现数据库电子化传输和储存及数据标准化的同时要保证使用过程的数据安全性，要求针对个人健康信息对访问者设置不同的访问权限、修改权限，规定获得访问权的身份认证、访问内容的权限控制、访问记录的审计控制、消息验证的数据确认等。该法案通过权限设置和控制旨在解决相关机构的数据侵权行为，但由于技术本身造成的数据泄露（如系统侵入、病毒软件等）仍需开发团队采取防护措施。

美国在 2009 年颁布的 HITECH 法案中则对信息安全管理做了进一步的补充，其中的数据泄露通知法要求 HIPAA 管辖机构和相关企业必须在发生数据外泄后进行上报。2009—2017 年，美国共有 489 家 HIPAA 管辖机构报告了大规模信息泄露事件。信息隐私安全相关的法律使得美国智慧医疗的发展更为规范，患者的权益得以保障。

（三）医疗资源投入

如表 2 - 4 所示，根据美国劳工统计局（Bureau of Labor Statistics）的统计结果，2018 年 3 月从事医疗健康行业的员工达到 1979.28 万人，失业率为 2.6%，职位空缺约 111.8 万人。美国医疗保健和社会救助机构私营企业数量远远大于由政府主导的医疗机构，如表 2 - 5 所示。其中职业类型主要包括家庭医生、注册护士、医疗服务管理人员，其收入依次上升，在所有的医护人员中低收入者偏多。

表 2 - 4 2018 年医疗健康行业从业情况

项目	2018 年 3 月	2018 年 4 月	2018 年 5 月
医疗行业员工/万人	1979.28	1982.51	1986
医疗服务人员/万人	1745.2	1749.06	1753.58
失业率	2.6%	2.2%	2.3%
职位空缺/万人	111.8	130.7	106.2
聘用/万人	52	59.1	63.9
离职/万人	49.7	54.4	59.5

表 2 - 5 2017 年美国医疗机构情况　　　　　　　（单位：个）

医疗机构所属情况	2017 年第 1 季度	2017 年第 2 季度	2017 年第 3 季度	2017 年第 4 季度
民营/个人	1513158	1524105	1538560	1550601
地方政府	7034	7055	7083	7074
州政府	6762	6701	6849	6922
联邦政府	1220	1221	1224	1226

（四）重点应用领域

智慧医疗作为一个新兴领域有着极大的发展空间，依托美国成熟的医疗信息化体制以及先进的物联网、人工智能等技术，在美国有着巨大的发展潜力。美国智慧医疗已经在辅助诊疗、药物研发、公共卫生监测、健康管理以及远程医疗等方面取得较好的发展。

1. 医疗信息系统

医疗信息化是智慧医疗的重要组成部分，也是实现智慧医疗的基础，医疗信息化的发展主要体现在医学信息平台的构建。美国医疗信息化发展历程见表 2-6，从 20 世纪 60 年代起逐步构建医疗信息系统，到 HIS 系统以及电子病历 EMR（Electronic Medical Record）的应用。2009 年美国总统奥巴马签署 HITECH（Health Information Technology for Economic and Clinical Health）法案，投入 190 亿美元激励医疗信息的发展。根据医疗信息化建设情况对医疗机构或医生进行奖励和处罚，该措施促进了美国医疗信息化的发展，2014 年 EMR 在美国的使用率已经达到了 61%。

表 2-6　美国医疗信息化发展

阶段	年代	特征
第 1 阶段	20 世纪 70 年代	医院信息系统建设以医疗收费系统为主
第 2 阶段	20 世纪 80 年代	发展具备部分功能的临床系统
第 3 阶段	20 世纪 90 年代	完成主流医院信息化建设，出现高级临床系统，尝试创建社区卫生信息网
第 4 阶段	2000 年以后	电子病历（EMR）成为医院信息化建设重点，大力发展区域医疗信息网（RHIO）
第 5 阶段	2009 年以后	鼓励医院、诊所等医疗机构实施电子健康档案（EHR），促进卫生信息交换（HIE）以及有效使用（MUEHR）

当前医疗信息化的关注点已经从系统建设转移升级到数据的二次利用阶段，而且美国也在从医学角度考虑效率、安全、普适性问题。美国医疗信息化的蓬勃建设为智慧医疗的发展打下了良好的基础，使医疗机构、药商、保险机构的信息能够规范地记录下来，并实现信息的分享互联。

在政府政策的积极促进和指导下，美国各界也逐步推动医疗智慧化的发展。美国的医疗信息和管理系统学会（Health Information and Management Systems Society，HIMSS）设立 0~7 级体系来评价电子病历使用情况，其中最高级别（第 7 级）的判断标准中就有"实现数据共享这一要求"。美国推行区域医疗健康组织（Regional Health Information Organization，RHIO），建立区域医疗信息平台（Health Information Exchange，HIE），实现跨医院、跨区域的卫生信息通用存取和共享模式以提高治疗质量和服务效率，美国医疗机构 EMR 级别分布情况见表 2-7。

表 2 - 7　美国 EMR 分级标准

级别	要求
7	医院 EMR 实现无纸化和区域范围共享，在保证信息安全的前提下，可以在医院、医生、患者、保险公司之间共享标准化数据
6	全医疗文档支持临床决策，PACS 影像全部取代胶片
5	在全院实施闭环用药管理系统，包括 CPOE（计算机化医嘱录入）和电子用药管理系统
4	在全院实施 CPOE 系统
3	在 CDR 中集成临床文档库，至少在医院的一个科室中实施并应用
2	主要临床辅助科室（指药房、实验室、放射科）把医嘱和结果数据传送到 CDR（临床数据中心），医师可以浏览和检索结果
1	实验室、药房、放射科这三个辅助科室的系统全部安装并实施自动化
0	基本临床业务自动化，实验室、药房、放射等关键部门没有实施信息化

区域医疗信息平台分公立平台和商业平台两种，公立平台在财政补助的支持下迅速产生，但因其涉及医院本身的患者流量利益故医院推动力不足；而商业平台则陷入商业模式单一、营利难的困境，其可提供的服务有限难以获得足够的收入支撑发展，对医院的吸引力也并未达到预期的效果。找到相关利益方的合作支点并实现差异化、专业化是其发展方向，具体收入来源见表 2 - 8。

表 2 - 8　部分 HIE 平台收入来源对比

收入来源	优势	劣势
政府补贴	可一次性获得较多现金流	不可持续，补助门槛高
商业机构捐赠	来源广泛，可一次性获得较多现金流	不可持续，且有附加条件
会员费	管理成本低，现金流可持续增加	单笔服务费用低，需产生一定的会员规模
根据使用次数收费	现金流可持续增长	需产生一定的使用规模，受医疗机构使用平台积极性所影响，稳定性低
提供临床信息化服务	差异化营销，提高客户黏性	成本高
管理服务	为政府提供信息服务	数据使用权限高，容易卷入隐私纠纷

资料来源：Determining the Pathto HIE Sustainability，西南证券。

据美国 Frost & Sullivan 研究报告，到 2021 年，美国在临床决策支持系统 CDSS 领域的市场份额将达到 49.7 亿美元，而临床决策支持系统的正常运行依赖于电子健康档案系统和医疗信息交换平台的数据基础。美国电子病历系统的市场份额占据前三位的 Epic System Corporation、Allscripts、eClinicalWorks 三家公司在 Healthcare IT News 电子病历满意度调查结果中也排前三位，如图 2-12 所示。

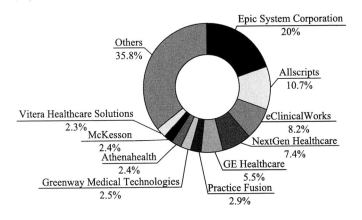

图 2-12　各大 EHR 提供商的市场份额
数据来源：美国国家医疗信息技术协调办公室研究报告。

美国国家医疗信息技术协调办公室（Office of the National Coordinator for Health Information Technology，ONC）曾发布一份关于电子病历信息共享的披露报告，指出不同厂家系统的信息共享障碍并予以批判。

美国六家电子病历厂商 Cerner、McKesson、Allscripts、Athenahealth、Relay Health 和 Greenway Medical Technologies 联合成立了非营利性组织——共享健康联盟（Common Well Health Alliance），并陆续有其他电子健康病历厂商加入该联盟。共享健康联盟内不同电子病历提供商的系统可将医院用户的界面接入到统一的平台中用于数据共享和交换。Athenahealth 对使用自己云系统的 62000 名医生接入共享健康联盟提供了免费服务。美国电子病历第一大厂商 Epic 公司自身则具有接入不同系统的能力而未接入联盟。各厂商的主要业务模式见表 2-9。

表 2 – 9 电子健康档案企业主要业务模式

使用对象	提供服务	典型企业
医疗机构、患者	利用区域信息化入口为医院和患者提供增值服务	Orion Health、Medicity
医药企业	通过免费向医生和患者提供终端来获取流量，积累医生信息、患者信息、临床诊疗路径、处方信息等数据。利用积累的医疗大数据为药企提供用药情况的数据分析和咨询报告	Parctice Fusion
医保机构	帮助医疗保险机构对医保人群进行健康管理，从而进行医保控费、风险控制	Medecision

2. 辅助诊疗

辅助诊疗在医学影像、临床决策支持系统、医疗机器人等方面谈及较多。根据 Perreault 和 Metzger（1999）对电子临床决策支持系统的研究，CDSS 关键功能是：支持行政事务和文件编码；跟踪临床诊疗过程，管理转诊随访和预防性护理细节事务；监控药物订单，控制成本，保证质量等；在大数据和人工智能的发展下，CDSS 的功能扩展到协助医生输入病历资料并给出诊疗建议和可选方案。美国民营医院和诊所占比较大，许多医疗机构和商业企业利用大数据和人工智能等互联网技术分析病例数据和影像数据，基于已有的医疗数据库，提出辅助诊断方案和建议，有效解决了医师质量和数量参差不齐、就医时间过长、误判错判等问题。美国 IBM 沃森较早开始在医疗领域进行人工智能的研发和应用，利用认知技术从各结构化和非结构化数据库中学习医疗知识，与人类实现自然交互，在短暂的时间内阅读大量的医学专著和经典文献，基于临床试验数据库和临床报告汲取医学知识，利用自然语言和认知技术为消费者的健康管理、创伤后精神紧张性障碍（PTSD）和癌症治疗提供个性化建议和方案。IBM 斥资10 亿美元收购医疗影像处理公司 Merge，将其技术整合进 Watson 系统。IBM 与美国斯隆凯特林癌症中心共同训练 Watson for Oncology 机器人致力于对肺癌、乳腺癌、结肠癌、直肠癌以及胃癌等多种肿瘤进行辅助诊疗。

3. 药物研发

美国的智能化药物研发平台发展虚拟筛选技术（Virtual Screening，

VS），将人工智能技术与基因组学、蛋白质组学和代谢组学等结合，通过对人体健康组织、抗体成分以及疾病原理的研究，推断自身已有的药物化合物，快速筛选潜在药物，缩短药物研发周期，同时提高药物疗效，降低研发成本。而在临床试验阶段，人工智能可以辅助实验进行患者识别与招募、服药依从性管理、患者数据收集以及药物品型预测等，加快了临床试验进程。

美国 Atomwise 公司利用人工智能算法在 24 小时内测试 7000 多种药物，并在此基础上花费不到 4 个月的时间研发出控制埃博拉病毒的药品，大大缩短了传统的 12 年的药物研发周期，目前该公司与默沙东（MSD）公司合作，进行新药研发。Numerate 公司借助人工智能算法从一兆个模拟化合物中选出 2500 万个化合物进行模拟测试，这个过程只需要一周就可以完成，每个模拟化合物的测试成本为 0.01 美分，缩短了药物筛选、研发的周期并降低了成本。而强生、辉瑞等大型制药公司也开始与其他公司合作，借助人工智能技术开展药物研发。

4. 健康监测

正如在关键技术部分提到，传染性疾病在暴发初期，公众往往会通过搜索引擎、社交平台查找或发布相关内容和知识，形成疾病监测的初期警示和反馈。早在 2009 年，谷歌公司就借助大数据技术根据用户的相关搜索成功预测到流感的暴发，其监测速度相较于美国疾控中心提前了 1~2 周。Flu Near You 网站定期收集用户的流感调查信息，借助用户按周期提交的自我流感检测，利用大数据技术生成统计当下流感情况，并预测流感的暴发。另外，有些机构通过监测用户在 Twitter 上的言论，结合官方发布的城市流感样病例率建立数据库，挖掘公众的身体健康信息，并由此得出未来一定周期内流感侵袭情况的预测模型。

5. 远程医疗与健康管理

利用电话、电子邮件或视频等方式，美国居民可以通过远程医疗手段向医院进行医学咨询，而医院可以对患者进行远程放射、远程病理等治疗或检查。另外，在手机、家庭终端或可穿戴设备（如智能手表、智能鞋履等）的帮助下，医院能够基于多种数据对患者进行有效的慢性疾病（如糖尿病、心血管疾病等）管理检测以及健康生活方式指导。据统计，2017 年美国共有约 4470 万人使用可穿戴设备，占美国人口的 17.7%，而这个数字还将继续增长，可穿戴设备不断为居民积累健康数据，为远程医疗的发展与实践打下坚实的基础。美国的远程医疗系统能够弥补医疗资源短缺的问题，减少患者往返住院的情况，降低医疗成本。

2017 年 5 月 27 日，美国得克萨斯州作为最后一个州废除了关于远程医疗服务需由医生和患者见面以后才准许发生的规定，该做法推动了远程医疗服务的使用：全国超过 60% 的健康服务机构和 50% 的医院在不同程度上应用了远程医疗服务。目前美国所有州都提供远程影像咨询服务，49 个州设立了远程精神健康服务，36 个州建有各类以家庭医疗为核心的远程医疗咨询服务。美国远程医疗公司 Teladoc、American Well、Doctoron Demand 和 MDLive 等也在不断发展，American Well 发布一款新的企业远程医疗服务软件 AW10，其自动化的处理系统使得远程医疗更为便捷，同时该公司还与三星公司合作，在三星的新款手机中植入了远程医疗应用 Samsung Health，用户通过该应用就能联系到 American Well 平台的专家，促进了远程医疗的发展。慢性疾病管理方面的代表公司是 Welltok 公司，通过对数据进行分析从而对用户进行健康管理，已经得到了上亿美元的投资。

6. 医药电子商务

美国医药电子商务（简称"电商"）的渗透率在 2015 年时就已经达到了 30% 以上，市场规模达 820 亿美元，美国医药电商中占主要地位的是消费者购药的 B2C 和 O2O 模式，居民选择通过互联网购买药品已经成为非常普遍的行为。美国建立了完善的药品管理体制，药品福利管理（PBM）机构作用重要。市场中存在着的大量的 PBM 机构，在美国的整个药品管理体系中起着重要的作用。PBM 机构是专业化的第三方机构，独立于制药商、经销商、医院、政府之外。PBM 可与这些机构达成合作协议，在尽量实现药品控费的情况下维持医疗服务质量。

美国完善的医疗保险制度有力推动了美国医药电商的发展。相较于中国医保无法报销网购药品费用的情况，美国公民线上、线下药品消费都可以通过医保支付。同时，美国商业医疗保险发达，患者只需向保险机构缴纳保费，就可以获得药品报销服务，而且政府的基本医疗保险也会为患者承担部分药品费用。

美国医药电商主要有三种销售模式：一是没有线下门店的 B2C 模式；二是由传统连锁或单体药店搭建网络购药平台的 O2O 模式；三是由 PBM 发展形成的网上药店模式。美国的医药电商的发展从历史和现实上来说实现了较好的引流导流、线上线下串联、渠道搭建和医疗保险的介入，这也是未来中国医药电商企业改善用户体验、寻找合适的盈利模式、实现体系化建设、建立自身竞争优势的重要参考和方向。

其中沃尔格林公司是依托线下连锁药店发展 O2O 模式医药电商的典型代表。美国医药连锁零售巨头沃尔格林公司始创于 1901 年，在美国拥有超过 8000 家连锁药店，其庞大的线下连锁药店体系为消费者提供着零售购药、专业用药指导、健康诊所服务、快速取药甚至食品零售、照片冲印等服务。在 2000 年前后沃尔格林开始布局医药电商，力求利用互联网技术来重塑自己的医药零售生态链。2011 年，沃尔格林收购最大的网上药店 drugstore.com，其医药电商布局也进入到了快车道。

沃尔格林成功的经验在于"线下扩张到电子商务"的发展轨迹和全方位的医疗健康服务。沃尔格林最初就是医药零售连锁企业，之后开始连锁药店布局的快速扩张，近 10 年时间店铺数量近乎增长了 1 倍，这为沃尔格林的 O2O 医药电商布局打下了良好的实体店面基础、品牌知名度基础和药品渠道基础，而线上的诸多应用程序和电商网站又很好地为线下店铺吸引客户流量，从而实现线上、线下联动的全渠道布局。与此同时，沃尔格林公司不只把自己定位为简单医药零售企业，而是一个针对个体客户的医疗健康服务综合提供商。沃尔格林相当多的实体店就像是一个连锁的社区卫生站，店铺里面有可以提供健康管理、慢性疾病管理、轻微外伤处理、健康体检、疫苗接种等服务的诊所，其部分网点甚至可以提供上门或急诊应急服务。其线上诸多的手机应用可以帮助患者实现处方药续方购买、提供健康咨询服务、开展远程医疗问诊、与医疗设备连接来监控血压血糖、提供就医和用药的细致服务，等等。而其旗下的多个电商平台也基本实现了从处方药到个人护理用品再到隐形眼镜销售的品类全覆盖。

另一家典型的医药电商是 CVS，其特色主要是"药房 + PBM"的商业模式（见图 2-13）。CVS 公司最早是以护理店起家，1967 年涉足连锁药店，网点数量不断增加，2007 年收购了美国排行第二位的 PBM 公司 Caremark，开始走"药房 + PBM"的发展路径。在具有 PBM 这一机构的美国医药流通行业，患者的药品除了从药店中通过零售的方式获取，另一种渠道就是从 PBM 机构处通过邮购方式获得，而零售药店中的药品也是由 PBM 机构来分发的。CVS 公司布局 PBM 项目，在产业链环中 CVS 的线下零售药店承担了其 PBM 机构超过 1/3 的处方药分发量，而 CVS 的线下零售药店也经常会为参与 PBM 计划的消费者提供各种优惠活动，以此来提高客户对CVS 的品牌忠诚度。在 PBM 直接对消费者的这条渠道中，CVS 的线下零售店也承担着 PBM 药品邮购的到店自取网点的职能，从而实现了线上到线下的引流。

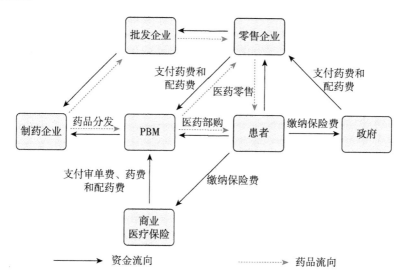

图 2 - 13 CVS 公司"药店 + PBM"商业模式

三、新加坡智慧医疗发展分析

新加坡政府医疗资源虽然不够富足，但政府在卫生资金方面成本控制得较好，且有高效的医疗服务。新加坡智慧医疗取得的成绩可供借鉴。本部分从新加坡医疗体系结构、政策法规导向、医疗资源投入、重点应用领域角度展开分析。

（一）医疗体系结构

1. 医疗制度

新加坡的医疗卫生管理机构包括卫生部、健康促进局、卫生科学局，卫生部主要负责制定医疗机构的准入标准和监管机制并管理，健康促进局负责疾病预防和健康教育，卫生科学局注重于药品的管理。

经过不断探索和改革，新加坡的医疗制度从一般赋税资助卫生保健的机制发展为以个人储蓄为基础的医疗制度，医疗制度本身为其高效医疗体系奠定了基础环境。新加坡政府在医疗保障方面采取了多方措施。

（1）考虑到医疗保障的公平性和弱势群体的特殊性，制订保健储蓄计划、健保双全计划和保健基金计划。

（2）为减轻全民医疗的费用压力，政府给公立医疗机构提供费用补贴，分为门诊费用和住院费用，但患者需要从基层的政府综合诊所获得，经推荐转诊至专科医院可享受同等补贴。

（3）引入市场化机制，允许私人机构加入医疗保障体系，由患者选择就医机构为公立医院或私立医院。

（4）政府根据实施情况和行业现状定期调整政策、规范，严控国内医疗服务和产品供应价格的管理，但一般不直接干涉私营医疗服务的价格制定。

具体而言，在保健储蓄计划方面，政府制定相应的法律要求每个在职公民参加医疗储蓄计划，该储蓄账户的资金只能用于个人或直系亲属的住院费用及部分门诊费用缴纳，储蓄账户按个人设立和管理。年龄在55岁以下的公民需将工资收入的7%～9.7%存入公积金的保健账户（新加坡公积金账户分为普通账户、保健账户、特殊账户，其中普通账户提供购房、教育、父母退休养老等费用支持，保健账户主要用于医疗费用的支付，特殊账户则主要针对退休养老），超过55岁时保健账户资金可在一定基数之上提取。健保双全计划是为应对大病的高昂费用、补充保健储蓄计划，新加坡政府于1990年设立的低费用大病保险计划，公民自愿参加，可用于大病或慢性疾病的支付报销，保险费在保健储蓄账户中自动扣除，由政府指定商业保险机构承保。保健基金计划是政府于1993年为保障贫困群体看病需求而设立的救助基金，在经济增长稳定的情况下，政府每年为其拨款 1000 万新元，将基金运作的投资收入用于支付穷人的住院费用（见图 2-14）。

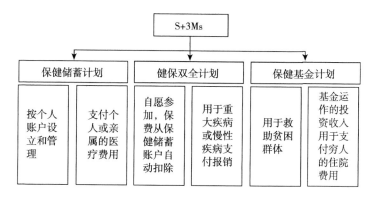

图 2-14 新加坡政府医疗保险体系

2. 医疗服务体系

除完善的医疗制度外，新加坡的医疗服务体系是其充分满足就医需求、协调稳定就医秩序的基础。新加坡的医疗服务分为基层就诊、医院治疗、中长期护理三个等级，不同等级医疗服务的提供机构占比不同，具体包括公立医疗机构、私立医疗机构以及民间团体。图 2-15 所示为不同医疗服务对应的医疗机构服务量和具体服务内容。

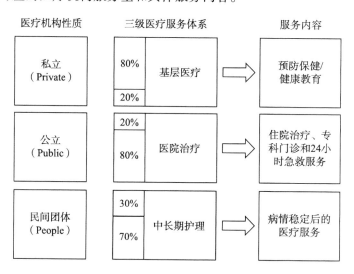

图 2-15 新加坡医疗服务体系

基层医疗作为居民最为便捷的医疗服务，主要为公众提供预防健康管理和健康教育。基层医疗机构也是居民首诊的服务机构，为分散患者流量，政府采用价格歧视和双向转诊制度鼓励居民在基层诊所看病，首诊和康复在基层机构，居民通过社区转诊至上级医院时费用可优惠 10% ~ 20%，但若直接至大医院就诊则需要花费高于正常价格的费用。其中 80% 的基层医疗服务为私人诊所提供，20% 为政府综合诊所提供。而医院治疗则以住院治疗、专科门诊和 24 小时服务为主，其中 80% 的医疗服务由公立医院提供，所含医疗机构包括公立综合性医院、私立医院以及代表新加坡最高医疗水平的专科中心（肿瘤科、眼科、神经科、牙科及心血管等疾病对应的中心）。中长期护理则以居住型和社区型医疗服务提供方式为主，提供服务的机构主要为民间团体和私人机构，其中民间团体的服务比例达 70%，由政府提供一定比例的资助支持机构的正常运行。

新加坡的医疗体系总体上分为六大区域性医疗集团，具体包括：亚历山大保健集团（以位于北部区域的邱德拔医院为核心）、国立健保集团（以位于中部区域的陈笃生医院为核心）、新加坡国立大学医疗保健集团（以国立大学医院为核心）、裕廊保健集团（以位于西部区域的黄廷芳综合医院为核心）、新加坡保健服务集团（以位于南部区域的中央医院为核心）、东部医疗联盟（以位于东部区域的樟宜综合医院为核心）。各集团内部以公立医院为中心，由社区诊所和医院为依托，集团设立理事会，内部资源共享、病历信息互通、转诊机制流畅，内部实现规模经济，外部有序竞争。目前新加坡正进一步改革以整合医疗集团为三大医疗族群。

此外，新加坡在医院管理方面引入市场竞争机制，政府重监管轻行政，主要表现为：①公立医院设置出资人制度，政府和第三方的医院管理公司评估并监管该医院，减少信息不对称和政府的主观干预导致的医患矛盾。②以保健储蓄和政府宣传鼓励公民树立保健意识。③建立医院内部激励制度，以超过 50% 的医院成本用于人员工资成本，调动医务人员积极性，减少灰色收入。

（二）政策法规导向

新加坡在医疗事业领域的成功也得益于政府在政策方面的支持。在支持信息化发展的基础上，新加坡近年来注重推动智慧医疗的发展，颁布了一系列支持政策和战略规划，表 2 - 10 为部分新加坡在智慧医疗领域的战略计划。此外，2017 年 5 月，新加坡 NRF，即国家研究基金会发布 AI. SG 计划以推动新加坡的人工智能技术，通过在五年内投资 15000 万新元发展包含综合卫生信息系统（IHIS）、经济发展局和本地 AI 研究机构、初创企业在内的多家机构。

表 2 - 10　新加坡智慧医疗发展相关战略规划

年份	名称	医疗相关内容
1980—1990	国家电脑化计划	在各医疗机构中推广采用电脑化的应用及医疗网内的电子医疗数据交换
1991—2000	国家科技计划	解决各行业信息互联互通和数据共享的问题，将信息共享从政府扩展到全社会，消除"信息孤岛"
2006—2015	智慧国家 2015	实现对数据的连接、收集和应用，通过利用信息与网络科技提升医疗、教育、政务、零售等经济领域的发展
2016—2025	智慧国家 2025	以健康为核心，发展健康管理、老年人看护以及智慧医疗相关技术，推动辅助医疗机器人、远程医疗、可穿戴设备、线上咨询系统的实际应用

（三）医疗资源投入

医疗资源的多少和资金的投入可改善一个国家或地区的医疗产业现状，但并不能对该地区的医疗水平起到决定性作用。据彭博社（Bloomberg）发布的不同国家（地区）医疗效率排名结果显示，从医疗效率角度来讲，新加坡排名第一位，得分 78.6，其医疗成本占 GDP 比重最低（4.5%）。根据新加坡卫生部数据（见表 2 - 11、表 2 - 12），2018 年新加坡医师数量与居民数量之比为 1∶410，即每千人医师数为 2.43，护士人数与居民数量之比为 1∶168，牙科医生人数与居民数量之比为 1∶2385，医院数量为 27 所，床位数量为 14733 个，因此新加坡的医疗从业人员较少，医疗资源匮乏；2017 年新加坡政府医疗支出为 97.64 亿美元，占 GDP 比例为 2.1%，远远小于美国的医疗支出比例。新加坡政府卫生资金成本低、医师数量少却取得高医疗效率与其医疗保险制度和医疗体制息息相关。

表 2 – 11 2006—2017 年新加坡政府医疗支出

年份	2006	2007	2008	2009	2010	2011	2012	2013	2014	2015	2016	2017
政府医疗支出/亿美元	20.1	22.8	28.1	37.5	38.6	40.9	48.4	59.4	72.2	86.1	93.07	97.64
医疗支出占GDP的比例/%	0.8	0.8	1.1	1.3	1.2	1.2	1.3	1.6	1.8	2.1	2.1	2.1

数据来源：Government Health Expenditure。

表 2 – 12 2018 年新加坡医疗资源相关数据

名称	医院数量/所	床位数量/个	医师数量/人	护士数量/人	牙医数量/人	医师数量/人口数量	牙医数量/人口数量
数量（或占比）	27	14733	13766	33614	2363	1/410	1/2385

数据来源：Ministry of Health。

（四）重点应用领域

智慧医疗行业的发展需要基于现状产生相应的商业模式，一项技术能否带来医疗行业的变革不仅在于技术本身，更体现在其对现状的改变。新加坡在医疗行业的智慧应用注重从现状问题入手，基于技术的实用性逐步挖掘智慧医疗应用模式。

1. 远程医疗

从使用对象的角度来讲，远程医疗分为远程医院服务和远程家用服务两类。远程医院服务注重解决医疗资源分布不均的问题，远程家用服务则更专注于对用户的健康管理和慢性疾病管理。

远程医疗在新加坡有广泛的普及度和接受度，据调查（见图 2 – 16），有超过 50% 的患者认为线上诊疗可以降低医疗费用、更好地适应患者的时间安排，有超过 40% 的患者认为线上诊疗可以适应医生的时间安排、可及时为患者提供护理；但在提供优质护理和诊断问题方面超过 50% 的人认为面对面问诊更有优势。新加坡 50 岁及以上的年龄群体中有 70% 的样本开始使用由移动设备支持的远程医疗服务，且有超过 75% 的患者期待在未来接受数字化的医疗服务。

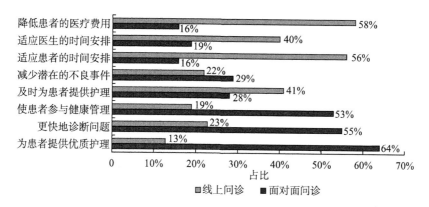

图 2-16　患者认为远程医疗作用的调查结果

数据来源：Healthcare & Medical Technologies Singapore Market Study。

对于远程医疗企业来说，新加坡的市场前景良好，一方面新加坡远程医疗还处于发展阶段，暂无行业巨头出现；另一方面新加坡正面临人口老龄化的问题，其 65 岁及以上人口占比逐年上升，新加坡政府也在着手以远程医疗模式来对人口的健康进行看护和监测，这对行业发展是利好消息。具体远程医疗的应用案例如下。

（1）救护车远程医疗系统配备。

国立大学医院医学组织与新加坡民防部队成立的西部心梗网络（Western STEMI Network）为救护车上配置远程医疗设备，及时将患者的心电图传输至可实施冠脉介入手术的急诊部，方便医生及时开展施救、减少等待时间，对挽救患者生命具有重要意义。

（2）医疗数据监测与管理。

2014 年 2 月，新加坡国立大学医院开始开展远程医疗计划，患者在家测量血压、血糖等指标并通过互联网平台传输至医院，由护士对其指标进行检查，该计划用于对高血压、糖尿病、心力衰竭等慢性疾病患者的管理，国立大学医院是第一家为患者提供远程医疗作为标准临床治疗的公立医院。此外，樟宜综合医院、裕廊健康服务公司等随后也开展了远程监控计划，部分远程医疗系统的提供商如下。

①my Health Sentinel。该公司开发的"Tele Metrix +"（TM +）是一种远程患者监护系统，为医院、普通诊所、疗养院和企业提供简单的 B2B、B2C 订购服务，是首个获得新加坡主要公立医院临床使用的商业远程医疗服务，主要用于慢性疾病医疗服务。自 2014 年起，新加坡多家公立医院部署"TM +"，为超过 1500 名门诊患者远程监测血压、血糖和体重。另外 my Health Sentinel 与以色列创新公司 Early Sense 合作，开展一系列创新的远程项目，通过位于患者床垫下的压敏传感器对患者进行无接触、连续的医疗监测。

②Sound Eye。旗舰产品 Sound Eye ARK 是一个创新的远程监控系统，是世界上第一款将应急监控与家庭监控相结合的传感器，仅通过检测尖叫声或喊叫声来向护理人员发出警报，该系统不需借助任何的可穿戴设备或行动。另外，该系统还能够提供家庭环境报告，包括患者运动水平、声音活动水平和温度等。尽管该系统中嵌入了摄像功能，但用户可以选择将其关闭，仅对运动情况和声音进行监测，从而能够保护隐私。

③Ring MD。2014 年，该公司推出了一款 Android 应用程序，让世界各地的患者能够连接到世界各地的医生（目前大部分为新加坡的医生）。到 2017 年，该平台拥有约 100 名医生，主要接诊来自东南亚周边国家的患者。除了关注国际市场，Ring MD 与其他远程医疗供应商不同的地方在于它简化了医生的准入流程，医生可与医疗机构或保险机构签订协议加入该平台。资料显示，新加坡政府向 Ring MD 投资 50 万美元助力其发展。

远程医疗利用网络优势突破了地域限制为患者提供良好的服务，避免了不必要的重复性交通过程，在急救过程中减少等待时间及时抢救，为居民的健康管理提供日常管理和监测形成风险防范机制等。另外，远程医疗也存在些许障碍，如患者对于在线问诊的不认同，很多患者同时在线咨询为医疗服务提供者带来较大压力等。

2. 医疗管理信息化

荷兰飞利浦公司与新加坡经济发展局投资私人有限公司（EDBI）合设基金，资助新加坡数字医疗创业公司。而美国于 2015 年投资 45 亿美元给新加坡数字医疗创业公司。

（1）居民健康档案数字化。

由于新加坡的 IT 行业的优良基础、政府鼓励以及政策的支持，新加坡正在大力发展医学信息化。新加坡政府建立国家电子健康档案，希望发展为"一名患者一份档案"的模式，其目标是构建一个标准的数据库整合病人所有的医学记录，并且能够对所有的医疗机构开放。新加坡卫生部公布了名为 HealthHub 的在线平台，居民能够通过该平台访问、查询自己的健康信息和就诊记录。新加坡卫生部计划在 2020 年实现医学数据的全面数字化，方便居民随时获得自己的医疗数据以便进行医疗护理。

（2）医院管理智能化。

据 Healthcare & Medical Technologies Singapore Market Study 结果显示，新加坡在亚洲有着较高的智能医院密度，智能医院使用自动化和机器人药房，其中药物拣选、贴标签、组装、验证和配药的工作流程都是由自动配药机和扫描设备完成的。

（3）医疗信息系统服务商落地医院。

新加坡主要的数字医疗服务商包括 IHiS 和 Attune Technologies 等。

①IHiS。新加坡目前主要的医疗保健 IT 公司，现在隶属于新加坡卫生部（MOH），专注于通过智能技术进行患者护理，为新加坡各个公共医疗部门提供高度集成的医疗系统，同时对系统的性能进行监督。其在创新方面获得的 70 多个奖项和在新加坡公立医疗机构中发挥的关键作用使新加坡医疗机构快速实现智能化。

②Attune Technologies。利用物联网技术构建医疗保健生态系统，该公司的平台已经与超过 1100 种设备（如实验室分析仪和 ICU 机器）连接，将实验室、医院、药房、血库、放射科、医疗设备和保险机构实现医疗信息整合，提高系统运营效率。

第三部分

技术篇

相较于传统医疗产业，智慧医疗致力于结合新一代信息技术实现对医疗行业的转型和变革，智慧医疗的发展离不开既精通医疗知识又掌握技术知识的复合型人才。智慧医疗从业者应该对新兴信息技术在医疗咨询、疾病预测与诊断、医疗服务、紧急救援、医院信息化管理、药物研发等方面的应用情况予以了解。

本篇从技术角度出发，分析当前重点数字技术，即大数据、物联网、人工智能、云计算、VR/全息、5G 在智慧医疗领域应用的关键技术原理、应用场景及应用挑战，旨在为医疗从业者跨学科学习相关信息技术、为技术从业者了解技术在智慧医疗的应用现状提供参考。

一、大数据

新一代信息技术革命下，基于互联网平台产生的信息快速更新迭代且体量庞大，内容结构复杂，涉及门诊、住院、结算、手术、医保、用药等就医前后一系列烦冗数据，传统的数据管理系统难以有效、经济、智能地存储、加工和管理现代数据，由此产生了基于云计算平台处理复杂数据集并提取对应的数据信息加以应用的大数据技术。大数据技术在多个行业实现了智能化应用，为用户和企业提供更加精确的服务，辅助从业者进行决策，延长产业价值链。

（一）关键技术

大数据相关的处理技术包括：关联规则学习、聚类分析、机器学习、自然语言处理、数据融合、分类、回归、信号处理、仿真等。本部分介绍其中几项医疗领域应用较多的技术。

1. 关联规则挖掘

关联规则是基于现有数据库探索不同数据项之间的隐形规则和联系，包括单层关联规则和多层关联规则、单维关联规则和多维关联规则。即在一定的规则前提下，根据一项事物的出现情况可以预测判断出另一项或另几项事物出现的可能性。该技术第一阶段从已有的数据和资料中搜索出高频项目组，第二阶段根据最小信赖度条件规则，从第一阶段产生的高频项目组中产生关联规则。在医疗领域，可以利用关联规则分析过往的患者数据，建立某种疾病或症状的关联项，发现常常同时发生的并发健康问题，从而判断该患者存在其他健康问题的可能性以给出更加科学合理的诊断方案。

2. 分类

分类是根据指定的分类模型，基于不同数据对象的特点将数据库中的数据进行分类。通过训练有效的数据集识别新数据分类疾病信息，如通过对新患者信息与过往患者的信息进行比对，对患者的疾病类型进行分类。

（二）数据来源

1. 医院信息系统

医院信息系统是指借助计算机、通信设备、软件系统、网络通信技术等工具对医院内部运营和医疗活动中所产生的人流、物流、资金流、信息流等开展管理和支持的平台。医院信息系统包括：电子病例系统、实验室信息系统、医学影像存档与通信系统、放射信息管理系统、临床决策支持系统等。医院信息系统将医院及各部门产生的数据予以收集、存储、提取、加工、传输，辅助医务人员进行信息整理和诊断决策。

2. 区域人口健康信息平台

区域人口健康信息平台是指以区域内电子健康档案信息的采集、存储、利用为基础，连接区域内的医疗卫生机构基本业务信息系统的数据交换和共享的平台，是不同系统间进行信息汇集整合和挖掘利用的载体。它将实现以下功能：依托县级/市级/省级/国家级医院，利用互联网技术实现远程医疗功能，为医联体建设提供支撑；提供互联网医院功能——诊前咨询、自助挂号、网络支付等；建设居民电子健康档案并实现数据及时更新和共享，保证数据的真实性和统一性，为医疗保险控费和医疗监管提供依据等。基于区域人口健康信息平台可获得以下信息：患者就诊所有信息、公共卫生信息、卫生计生管理信息等。这些数据的应用将有助于推动医疗产业变革和协同发展、提高医疗服务效率、控制医疗费用、公共卫生管理，是贯彻落实医改措施的重要推手。

3. 公共卫生信息系统

公共卫生信息系统是指面向疾病预防控制机构、卫生监督管理机构、精神卫生管理机构、血站等提供业务操作与管理服务的应用系统。一般包括疾病预防控制数据、卫生监督数据、卫生应急指挥数据、医疗救治数据、精神卫生管理信息系统、血液管理数据等。

4. 互联网数据

移动智能设备和互联网技术的发展可有效追踪患者的场景数据，来源包括知识网站、健康网站、社交网站以及可穿戴设备等，除对交易数据的数字化外，用户的转化率、关注内容、挂号信息、用药习惯、就医频率、就医去向等数据的深度挖掘是未来的重要发展方向，从维度和深度丰富数据内容并进一步分析产品研发和渠道运营，同时也为公共健康监测提供参考。

5. 生物信息

与互联网数据、区域人口健康信息平台以及医院信息系统关注疾病种类和用户特点不同，生物信息偏向于对人体内部结构的研究，比较典型的应用为基因检测，该技术可收集基因位置、蛋白质、核酸、RNA 等相关遗传信息和功能信息，这些信息为药物研发、人体研究、个体治疗等提供研究基础和依据。

（三）应用领域

大数据在医疗中的应用主要体现在以下方面。

（1）医疗服务。依据大数据辅助医生更为精确地诊断病情并提供治疗方案，预测治疗过程中潜在的不良反应并提供预案。

（2）精准医疗。结合基因测序技术进行个性化治疗。

（3）药物研发。利用大数据技术快速匹配药物研发所需要的元素及其载体，缩短研发周期。

（4）公共卫生监测。高效完成疾病预测、疫情防御、健康促进等工作。

（5）医疗保险。分析居民健康状况，为公共卫生的财政支出和商业保险的定价及产品组合设计提供依据。

1. 公共卫生监测

公共卫生监测以互联网为工具获取公众关注内容进行疾病早期预警，以卫生信息系统为途径掌握疾病区域布局和蔓延速度信息。例如，公众在患某种疾病时很可能会在搜索引擎平台查找疾病相关内容，以关注热度和搜索频次分析该疾病发生的概率，成为疾病暴发的前期预警以做好防疫准备工作。2009 年谷歌依托大数据技术分析用户对疾病的搜索指数并预测到流感的暴发，通过统计用户搜索词汇和位置等数据绘制各项疾病搜索时间和地域分布的地图，提前于美国疾控中心 1 ~ 2 周的时间；Flu Near You 网站是专门监测用户自我流感情况并预测流感趋势的网站，用户可以自愿在网站检测自身健康状况，匿名且免费，以个人实时报告症状的方式补充传统跟踪模式，发现早期疾病征兆并防止传播；美国 University of Rochester 数据分析团队以 Twitter 为渠道，研究 60 多万人产生的 440 万条信息挖掘解析其疾病健康状态，并证实可借此提前 8 天预测流感形势下个体被传染的情况。

2. 药物研发

大数据的专业化处理符合药物研发严谨性的要求，通过统计、整理、分析患者的疾病信息、药物使用及其临床表现形成结构化和非结构化数据库，数据库的资料来源可能包含医院信息系统、公共卫生信息系统以及知识网站和搜索引擎等网站。一方面，利用现有的案例分析药物可能存在的不良反应，快速学习已有的研究成果提取对药物研发有用的知识，获得所需药物成分加以试验，缩短药物研发生命周期，降低不良反应率和研发成本。另一方面，通过大数据技术对社会潜在用药需求的分析，预测未来药品的需求数量和需求阶段，结合研发成本分析研发的必要性及其生产数量。Atomwise 搭建了一个药物设计系统 Atom Net，该系统的数据库来源于数百万的亲和力试验和数千种蛋白质结构数据，以预测小分子与蛋白质的结合。葛兰素史克与英国的 Exscientia 合作，利用已有的药物研发数据库，研究得出上百万种与特定靶点相关的小分子化合物。而英国 BenevolentAI 的数据库则包括论文、临床试验数据等。

3. 控制医疗费用

由于医疗行业涉及多方利益，需要患者、医院、药企、商业保险机构、政府等多方角色参与和决策，不同利益群体追求的目标或利益不同。患者希望以更少的费用获得最佳的治疗效果；医院希望给予患者满意的治疗方案且达到一定的盈利水平；药企则希望能向更大的市场、以更高的定价出售更多的药品以实现利润最大化；商业保险机构希望患者能减少治疗费用；政府则希望在为群众提供安全、有效、方便、价廉的医疗服务的基础上减少医疗支出。因此，在众多利益群体中均涉及费用矛盾问题，由此产生了一系列过度医疗和因病致穷的两极化问题。从政府、保险机构和患者的角度来说，如何有效控制医疗费用是医疗改革进程中必须要解决和优化的主题。

医疗行业出现医疗费用高昂的现象主要缘于部分检查项目滥用、过度开药、部分患者骗保等。因此，医疗过程中费用合理性监测是控制医疗费用的重要途径。大数据技术通过对以往案例的分析，建立不同疾病案例的模型，研究同种疾病所需进行的医疗检查项目、药物使用、住院时间等情况，结合新政策下按项目付费的医疗保险方式，按照一定的医疗标准控制医疗保险支出情况，防止医疗资源的过度利用和费用的无效开支。Valence Health 使用 Map R 公司的数据融合平台（Converged Data Platform）建立数据湖作为数据仓库，以此优化决策以改善医疗保险结果和财务状况。

4. 精准医疗

精准医疗是指在以基因、身体特征、生活习惯、疾病表现等信息为基础，依托基因测序、大数据等技术，根据患者的自身条件为医生提供个体化的诊断方案和治疗方案。精准医疗始于 2011 年，当时美国医学界称之为"精准医学"。"精准医学计划"于 2015 年奥巴马在美国国情咨文中被提出。习近平总书记向科学技术部和国家卫生健康委员会批示，成立中国精准医疗战略专家组。2016 年 NIH、FDA、ONC 等机构收到美国财政预算计划拨付的 2.15 亿美元进行精准医学领域的研究和发展。Cancer IQ 通过收集用户的健康信息，运用大数据技术开发癌症等疾病的风险评估程序并提高检测效率。相较于传统的医疗诊断方法，大数据技术可以快速地整合分析临床信息和基因信息，进而得出最佳治疗方案，预测治疗效果，做好风险评估和预案准备。Novartis 团队选择了 Hadoop 和 Apache Spark 构建工作流程系统，集成、处理和分析各种数据服务于基因测序研究。

（四）应用挑战

大数据处理技术在优化医疗效果、提高医疗服务效率、降低医疗过程费用、完善医疗服务体验等方面做出贡献，但新技术的发展在行业应用中往往需要有适应过程和发展阶段。目前大数据在医疗行业的应用面临以下挑战。

（1）医疗信息繁杂且类型多样，即便同一种医疗症状在不同的医疗机构之间也可能存在表述不同的术语，缺乏统一的数据标准导致数据体量庞大但质量参差不齐，数据分析利用率不高，大数据技术在医疗行业前景美好但落地困难。

（2）不同医院之间数据标准的差异和出于对患者数据隐私性的保护导致数据共享困难，医疗行业"信息孤岛"现象严重；但从另一个角度来讲，隐私保护也是对医疗服务商和医疗产品供给商的重要要求，因此会有不同程度的需求矛盾问题。

（3）数据的应用需要符合安全性和合法性的规定。美国在医疗商业信息化过程中要求数据的应用必须符合 HIPAA 和 HITECH 法案的规定。如何兼顾数据的合规性和有效性是大数据技术应用的难点，需要政府、医院和企业之间的相互协调和配合。

（4）大数据分析后产生的诊断方案和治疗方案是基于对大量已有案例和个人信息的分析而得，相对来说较为客观，但处理过程需要数据准备过程和数据处理时间；而很多疾病则需要快速地给出方案，否则有可能延误治疗而导致病情加重。这对计算、分析的速度是一种挑战，需要经过长期的积累和训练。

二、物联网

物联网技术最早于 1999 年提出。根据国际电信联盟（ITU）对物联网的定义，物联网是通过二维码识读设备、射频识别装置、红外感应器、全球定位系统和激光扫描器等信息传感设备按照约定协议，将物品与互联网技术相连接，实现智能化信息交换和通信以识别、定位、跟踪、监控和管理目标对象的一种网络，主要解决物品与物品、人与物品、人与人之间的互通互联。相较于传统互联网而言，物联网更强调人或物利用传感设备实现连接而非依赖于个人计算机（PC），互联网是物联网的应用基础，互联网是物联网中事物之间融合连接的工具。

（一）关键技术

与智慧医疗相关的物联网技术主要有：传感器技术、射频识别技术、嵌入式系统技术、全球定位系统（GPS）和地理信息系统（GIS）技术。

1. 传感器技术

根据《传感器通用术语》（GB/T 7665—2005）中的定义，传感器是指能感受被测量并按照一定的规律转换成可用输出信号的器件或装置，通常由敏感元件和转换原件组成，是物联网技术的重要基础。智慧医疗领域的传感器技术主要是从患者或医院内部物品中获取信息并进行定位、识别、处理、监控等，以提高治疗效果、优化医院运营管理、实现医疗物资追本溯源和跟踪管理。

2. 射频识别技术

射频识别技术（RFID 技术）是一种自动识别技术，依靠射频标签发出的射频信号，在复杂的环境中自动识别医疗物资和患者踪迹，实现对医疗过程的跟踪管理。射频识别系统一般包括 4 个部分，即电子标签、应答器、阅读器、应用软件。标签包含集成电路和天线，其中集成电路负责处理和储存信息，天线则承担接收和发射信号的任务，阅读器用于读取并解码信息，应用软件则是解读并处理信息的中央信息系统。

3. 嵌入式系统技术

根据英国电气工程师协会的定义，嵌入式系统是指用于控制、监视、辅助设备和机器运行和管理的系统，嵌入式系统技术综合了多种复杂技术，包括传感器技术、集成电路技术、电子应用技术以及计算机软硬件等。嵌入式系统可将传感器、RFID、数据库、中间件等有机结合，其执行的任务具有针对性和单一性且对象数量庞大，因此便于优化实现规模效应。

4. GPS 和 GIS 技术

定位是物联网实际落地应用最为频繁的功能之一，具体技术主要包括 GPS 和 GIS 技术。其中 GPS 是指全球定位系统，可提供准确的定位和高精度的时间基准；GIS 是指地理信息系统，即对地球的地理分布数据予以采集、储存、处理、分析、表达等。GPS 可对医疗物资和患者进行实时定位和监测，进而实现数据的传输与分析；GIS 在供应链管理中可辅助完成对药品、器械等物资的信息采集和处理。

（二）应用领域

物联网在医疗领域多用于实现医护人员、患者、器械等方面的实时联动，可在院前急救和预防、院中诊疗、院后管理及医院管理等医疗行业的多个环节发挥作用。

在院前急救和预防方面，物联网可利用先进的交通定位系统和通信系统查询定位距患者最近的医院，并获取救护车与医院急诊部的实时连接，缩短非治疗的救助时间；对处于危险状态的患者，医生可根据实时的身体指标情况给予远程救治，并将指标及时传至即将提供治疗的医院从而缩短救助时间。此外，物联网与家庭医生模式的结合可以帮助医生监测并分析用户的身体健康指标，使医生随时随地掌握家庭成员的健康数据和异常情况，将居民的健康情况远程数字化，使患者及时得到医生的指导。同时，医生也可利用物联网对健康管理进行宣传和知识普及，从预防的角度减少了疾病发生的概率，也为医院起到就医分流的作用。

在院中诊疗方面，给患者配置带有 RFID 标签的设备或其他感应设备，并将其与医院对应病房的门禁系统结合，遇到紧急情况患者可及时呼救，实现医生对患者的实时定位管理，同时设备与门禁系统的结合产生的读写装置规定了权限，可以保护患者的人身安全。以一对一传感设备为基础的管理模式可以帮助医生快速识别患者身份信息和检查结果，掌握患者检查、治疗、手术、康复等一系列流程记录，避免因记录错误导致的误诊情况发生，提高治疗准确性和高效性。

在院后管理方面，医生可以利用物联网技术，以相关指标采集设备为工具对慢性疾病患者和术后在康复患者的日常数据及指标进行采集并及时传输至医疗中心分析，当指标发生异常时，医生可及时给予建议和治疗方案。

此外，物联网在医院管理应用方面，不同行业的应用基本原理类似。传统的物资管理以人力手动盘点、记录为主，在物联网技术的支持下，在医疗器械、药品上设置 RFID 标签，可快速被定位、识别、分类、管理、储存等，在提高效率的同时也实现了有效追溯和监管。RFID 快速的定位特点可以辅助管理人员批量运出货物（如库存管理特殊需求、问题产品召回等）。由于药品的特殊性需严格保证其库存环境，利用传感器设备可实时监测药品的储存条件，如湿度、温度、光照等因素是否符合药品和医疗器械的储存要求并及时改变或转换储存地点。利用传感器设备标识定位药品和医疗器械便于盘点库存数量和品类，有效监督物品的使用去向，甄别物品使用方式的合理性和废弃物处理方式的环保性。使用 RFID 技术标识婴儿的身份防止抱错事件，Xmarks 的 Hugs 婴儿防盗系统的布置能有效保护婴儿安全。美国 Virtua Health 在其 4 家医院安装 RFID 系统用以追踪患者和员工以及物资去向。美国宾夕法尼亚州丹维尔的盖辛格医疗中心通过嵌入式 RFID 机器人向各单位运送药剂并实时传送影像。

1. 智慧家庭健康医疗系统

物联网在家庭健康医疗系统的应用主要表现为利用血压计、血糖仪等指标检测仪器生成用户的生理数据并通过网关将数据传输至云数据库中，经大数据分析处理将表征结果反馈至用户，即用户和医生可随时随地了解掌握自身健康状况，并据此给出治疗措施及健康建议，帮助用户养成适合自己的饮食健身习惯。此外，对于居家老年人和残疾患者，基于其特殊的照料需求和行为能力，安装一键呼叫系统和传感器装置，分析特殊群体的日常生活轨迹进行生理监测，根据传感器实际触发的类型和数量建立相应模型，当跌倒或出现行为异常情况突破临界值时引发报警系统，根据传感器定位便于及时救助老年人群体和残疾人。智慧家庭健康医疗系统的价值在于可帮助用户节省健康日常维护和管理的时间成本和资金成本，为用户建立实时的就医咨询通道；通过居家咨询减少医院就医患者，分散医院人流；提供及时的紧急救助，降低因不知紧急情况或定位不明寻找患者而产生时间成本进而导致的无效救助概率。

2. 输液防差错系统

输液防差错系统是基于 RFID 技术的用于匹配患者与药品对应性的纠错改正系统。患者就诊后配发独有的患者腕带，腕带由控制中心进行编号，记录患者的个人信息并及时更新，患者使用的每种药物被嵌入射频发射器，射频发射器在患者的药物上设置专有的药品射频码，后续治疗中的每一项治疗行为、每种药物、一次性器械与患者腕带的主编号相同。当采取治疗行为或使用对应药物时，需由腕带的接收器与药物嵌入的发射器发出的信号进行自动匹配确认，当匹配成功时继续治疗行为和药物使用，当匹配错误时及时报错，纠正医疗行为和药物使用情况，以此减少由于非系统性错误和不规范操作带来的医疗事故和安全隐患，减轻医护人员的压力、缓解医患矛盾。

此外，患者实时监控系统、患者身份识别系统等也已采用物联网技术，这两个系统同时涉及人脸识别技术，将在人脸识别模块进行介绍，此处不赘述。

（三）应用挑战

（1）物联网领域 IT 人才缺乏。在已有的 IT 人才中了解和熟悉医疗行业的技术人才鲜少可见，而医疗行业是一个重实践、涉及多重问题的复杂行业，实现物联网技术在医疗行业的落地应用并被医护人员认可需要对医疗行业现状和实际问题具有清晰的认识，因此人才是制约物联网医疗应用发展的重要壁垒。

（2）国内目前出现众多基于物联网的医疗应用，但很多难以打通医院合作的通道或在应用过程中出现应用与实际医疗行为难以融合的现象，导致物联网在医疗行业的应用出现落地难和范围窄的问题，这也是物联网技术在医疗领域规模化应用的难点。

（3）物联网连接的对象涉及医院信息系统、药物、器械等相关数据，患者的就医数据也存储在接收器中，这些数据在存储于设备、连接到互联网的同时也存在信息安全隐患的问题，如何能在提高效率、降低风险的同时消除信息安全隐患是物联网应用亟须解决的问题。

三、人工智能

人工智能的定义为使机器像人一样行动的智能。人工智能作为计算机领域的发展分支，旨在生产以类似人类智能的思维对外部环境做出反应的智能机器，技术的不断精进和成熟推动人工智能在实际行业中的落地应用，围棋人机大战使人工智能在公众视野开始升温。近年来，人工智能在医疗、新零售、智慧城市、智能制造、无人驾驶等领域探索应用脚步加快并逐步开始落地，其中在医疗领域的应用将驱动就医效率和质量的提升。

人工智能与医疗健康的结合将改善医疗领域的效率问题和供需问题，推动医疗事业的变革性发展。例如，AI辅助诊疗系统帮助医生以科学的方式对患者进行诊治，弥补国内医生与患者供需不平衡、供不应求的短板，提高准确率；以人工智能在海量数据和文献中的自动检索功能推动药物研发进程，加快中试和临床试验进程，缩短研发周期；人工智能在检查检验方面可通过医疗影像的智能识别加快医生读片的速度并提高其准确性；人工智能在医疗器械方面的结合产生了医疗机器人（手术机器人、导诊机器人、康复机器人等），在分解人流、手术辅助、康复管理等方面效力明显……未来人工智能将不仅局限于以上领域在医疗行业实现真正落地应用，为医疗事业助力扬帆。

（一）关键技术

1. 人脸识别

人脸识别是基于人脸信息判断、跟踪人脸特征并进行信息识别和匹配的一种生物识别技术，通常使用的设备为摄像头，采集的信息储存形式为图像或视频。人脸识别实质上是人工智能技术的一种，但由于目前相较于机器人和自然语言识别等 AI 技术来说较为成熟，故将其作为单独一部分进行介绍。人脸识别的研究最早开始于 20 世纪 60 年代，Chan 在 Panoramic Research Incorporated 上发表技术报告，经过几十年的关注和探索，20 世纪 90 年代以后，人脸识别出现在各大高校和科研机构的工作中，并开始摸索其在产业中的应用，开始出现商业人脸识别产品并走入市场。人脸识别从最开始需要用户配合到现在逐步向非配合的更智能化应用发展，但人脸识别在实际应用过程中会受到采集环境的光线、遮挡物、表情等因素影响，其技术仍需适应应用环境并持续学习改进。

人脸识别整个过程包含四个方面的重点技术：人脸图像采集和检测、人脸图像预处理、人脸图像特征提取、人脸图像匹配与识别。其中人脸图像采集是通过镜头采集人脸在不同外部条件、不同时期、不同位置的静态和动态图像，图像内容包含其虹膜特征、肤色分类、情绪变化、行为变化等，图像采集具有自动化和普遍性特征；人脸图像检测是基于对环境的分析和检测，辨别是否存在人脸并对其进行分离，标定人脸的位置和轮廓，筛选并显示其模式特征。人脸图像预处理是指在人脸检测的基础上，对图像的干扰因素进行拨离并校正、变换和过滤等过程，人脸识别的静态和动态图像往往会受到光线、障碍物、噪声等因素的干扰和限制导致难以进行下一步的应用。人脸图像特征提取是指将人脸的视觉特征、像素统计特征、人脸图像变换系数特征、人脸图像代数特征等进行特征提取和建模并予以表征。人脸图像匹配与识别是指将所提取的人脸图像特征与已有数据库中的特征相互比对，设定特征相似度临界值与实际值比较决定匹配结果进而判断身份信息。该过程包含一对一的验证比对和一对多的搜索匹配，其中一对一的验证比对通过提取两张人脸图像特征判断是否属于同一人，用于身份识别等领域；一对多的搜索匹配是从大量人脸数据库中找出与目标图像相似的人脸，用于身份查询等场景。

2. 机器学习

机器学习是指以数据为基础，以算法为工具在机器上训练标准模型，在模型基础上对信息进行处理、分析、决策和预测等行为。[❶] 机器学习涉及多个学科的知识，包括计算机、神经网络、统计学、概率论、心理学等领域。机器学习分为监督学习和非监督学习两种，其研究数据之间的联系和结构建立模型发现规律、不断重构知识体系、模拟人类的行为和方式获取处理数据的技能并输出结果。其中传统机器学习是根据已有的样本予以研究，发现一般原理难以解释的规律，并据此对未来的趋势进行预测。传统机器学习涉及的算法包括决策树、逻辑回归、贝叶斯等方法，最终输出结果表现为数据的分类、回归。深度学习则是利用卷积神经网络、循环神经网络等算法建立深层结构模型，分析的数据包括空间性分布数据和时间性分布数据。此外，根据不同的分类方法，机器学习的具体技术分为迁移学习、主动学习、强化学习等。机器学习是人工智能重要的技术之一，目前已在图像识别、人机博弈、自然语言理解、认知模拟等领域逐渐应用。在医疗领域，关于机器学习的应用探索颇多，如辅助诊断系统、医疗机器人、医学影像的智能识别，机器学习旨在提高就医效率，减轻医护人员的压力。

3. 知识图谱

知识图谱是基于大数据的用于知识表示和管理的结构化知识库，是由节点和边组成的数据结构，用于表述不同节点之间的关系，相较于传统的搜索引擎而言，知识图谱不注重网页之间的文档超链接，其搜索的反馈结果为基于实体的数据关系网，从用户需求角度出发，脱离文本分析的本质转变为以知识发现为核心的机制，现有知识库如谷歌 Knowledge Graph、Know It All、搜狗知立方。医学知识图谱的建立主要包含五个方面，即医学知识表示、医学知识提取、医学知识融合、医学知识推理和数据质量评估。从基于网页、百科等渠道的海量信息中获取实体、属性及关系等知识

---

❶ 参考资料：《人工智能标准化白皮书》。

图谱的相关元素，以一定的模式对知识进行表示并存储，人工或自动为已有的知识库不断更新内容，对知识库内容按照一定的逻辑和规律整理，结合深度学习技术完成知识的自动输出和疾病诊疗意见的参考，并对数据来源和输出进行评估审核保证医学知识图谱的可靠性。

医学知识图谱为医疗信息的搜索和医疗决策的发展提供了便利和动力。中国中医科学院的贾李蓉等于 2002 年开始研究中医药学语言系统，构建概念、术语、语义关系之间的可视化中医知识图谱；IBM Watson Health 则针对肿瘤和癌症疾病建立专门的知识库并计算分析，为医生提供快速的决策支持和诊疗意见。

4. 人机交互

人机交互是指人与机器之间的信息识别和交流的能力。伴随互联网技术的发展，人机交互将结合物联网、大数据推动现有交互系统的变革，产生人机物交叉融合发展和更加智能及应用广阔的大数据交互。人机交互涉及心理学、工程学、虚拟现实技术、体感交互、语音交互等相关学科，在医疗领域人机交互的应用发展潜力多体现为术后恢复的体感交互、辅助诊断的语音交互、智能考勤和权限管理的生物识别系统等。

(二) 应用领域

人工智能的发展需要结合大数据技术的应用，其在医疗领域的应用和发展总体来说可分为底层、中间层和顶层三大层面。底层定位是搜索、整理、标注数据的效率优化工具，中间层是基于语音识别和人脸识别分析显示海量数据的技术分析工具，顶层是针对具体案例解决需求提出诊断方案、药物研发建议、医学影像识别等方面的个性化场景应用。

人工智能目前在应用场景方面属于起步成长阶段，尤其是在医疗领域敏感且缓慢，但其未来发展潜力不可估量，可在辅助诊疗、医学影像、疾病风险预测、药物研发、身份识别、医院管理等方面发挥重要作用。

1. 辅助诊疗

人工智能可充当虚拟助手的角色，结合医学知识系统，利用语音识别技术和自然语言处理技术记录医生主诉内容并转化为文本形式，减少医生行政时间成本的浪费，如科大讯飞、中科汇能研发的语音识别系统在医疗领域的应用；患者就诊前人工智能对患者进行预问诊，交互研究患者的症状表现、遗传信息、病历信息等判断患者就医方向并引导，甚至根据知识系统生成相应的初步诊断报告，帮助患者精准就医并缩短问诊时间，如科大讯飞晓曼机器人；另外，还有手术机器人辅助医生进行手术治疗，康复机器人辅助医生对患者进行健康管理。2017 年 9 月，微软宣布研发名为 Hanover 的机器学习项目，通过深度学习理解专业的医学论文，帮助医生预测对癌症患者最有效的药物。

2. 医学影像

当下人工智能在医学影像领域应用较多，通过计算机视觉识别病灶区域并进行标注、对比分析，加快医生读片速度，降低误诊率，多表现为糖尿病视网膜病变筛查和肺结节识别，如 Airdoc、推想科技等。日本国立癌症研究中心研发实时内镜诊断辅助系统，每秒处理 30 张图像；美国初创公司 Enlitic 开发了从 X 射线片以及 CT 扫描图像中识别恶性肿瘤的软件，该系统通过对大量医疗图像数据进行分析挖掘，可以自动总结出病症的内在"特征"和"模式"。成立于 2011 年的 Butterfly Network 也是一家基于人工智能技术的研发公司，该公司开发了微机电系统（MEMS）技术，并通过智能手机应用结合云技术、人工智能、深度学习等，实现了单个手持式超声探头通过多种检查模式分别完成对全身多个部位、多种临床应用需求的操作。

3. 疾病风险预测

该领域表现为利用基因测序技术预测患者个体患有某种疾病的概率和风险，如华大基因等，结合大数据分析技术建立公共健康模型预测地域或全国公众发生或传染疾病的可能性。

4. 药物研发

人工智能从海量信息中快速提取疗效对应的可选化合物信息，增强高通量筛选（HTS）过程，节约化合物构效时间，通过构造小分子药物晶型结构多次虚拟试验不同状态下药物的有效性，缩短研发周期。Atomwise 搭建了一个药物设计系统 Atom Net，以预测小分子与蛋白质的结合。Numerate

基于3D配体的建模，在不需要化合物结构资料的情况下，运用人工智能进行表型驱动的药物研发。葛兰素史克与英国的 Exscientia 合作，根据已有的药物研发数据库，自动得出上百万种与特定靶标相关的小分子化合物，结合药效、选择性、ADME 等筛选化合物。

5. 身份识别

该领域主要应用技术是人脸识别，其在医疗领域的应用以医院管理为主，涉及安防、考勤、诊疗、就诊、医闹、医保等方面的监控和识别，结合定位时间、GIS 地图实现轨迹管理。具体而言，在医院经营层面，加强对医院信息、药品、器械的安全管理，利用人脸识别技术快速检出违法犯罪人员的身份信息，提高效率，减少资源浪费，简化调查流程；在医护人员方面，医护人员以刷脸考勤方式避免传统代打卡和漏打卡等问题，在医护人员使用珍贵仪器、进出保密场所时有效实施真正的权限管理，杜绝了因密码泄露、冒名代替等问题引起的安全事故和信息泄露问题，同时也简化了审批流程，完善职务犯罪监控体系，建立涉医犯罪数据库，实时布控确保就医安全；从患者的角度来说，利用人脸识别技术可以快速预约挂号、打印检查结果、查询病案，建立快捷通道，提高就医效率；从行业管理角度来讲，以刷脸的方式电子化记录"医闹"事件，形成关于患者的诚信记录，对故意惯犯者予以警示，识别"黄牛群体"，缓解就医压力，维护就医秩序；在保险机构层面，通过人脸识别一对一的方式识别就医患者的身份并比对，避免医保卡冒用的情况以控制医保费用。

早期美国研究人员发明了名为 Magic Medicine Cabinet（MMC）的家用设备，该设备通过人脸识别录入并保存患者信息，设置时间值和数量值提醒患者及时服药及其日常注意事项，同时可采集患者血压、血糖等数据并上传至云端，与其就诊医院建立联系以便医生及时了解患者身体情况。广州华久信息科技有限公司发明了基于人脸的健康监控手机，利用手机终端设备实现人脸监测以随时获取用户健康状态便于医生诊断参考和慢性疾病管理。美国心理学家埃克曼研究推出了一套面部动作编码系统，用于研究患者谈话期间的表情变化，通过某些表情出现的重复次数，判断患者是否痛苦。平安科技与中山大学附属第八医院等机构合作应用人脸识别技术于医院就医多个环节，目前平安科技人脸识别技术的应用多见于诊疗的身份核验环节，涉及就诊者刷脸预约挂号、诊前验证、预防伪检和替检、打印检查报告等过程，优化就医效率，规范诊疗行为，结合后台数据系统形成以个人为核心的场景分析。此外，商汤科技、旷视科技、上海依图科技、科大讯飞等企业均在人脸识别技术方面不断突破并实现初步应用，而目前人脸识别的应用也多见于智慧安防、手机终端、智能考勤等方面，相较于商业领域和安防领域，人脸识别在医疗方面的应用需要考虑诊疗过程、隐私保护等不同因素，进展相对缓慢。

6. 医院管理

Zephyr Health 利用 AI 技术评估区域药物满意度情况，医院据此预测药物销售情况并计算药物采购数量；Zorgprisma Publiek 采用云端服务对医疗票据进行分析，调查医生在诊断疾病时效果不佳的原因；维也纳医科大学利用 AI 技术监测医院内部某种疾病感染和传播情况；根据欧洲监控系统标准开发的系统 Moni 可监控重症病房内的实时变化；港大深圳医院引入药房机器人，药师向机器人输送发药指令，机械臂快速取出药盒并通过输送带传至工作台，由药师确认无误发放至患者手中，缩短了取药时间。

另外，人脸识别在医疗领域的应用随科技的发展逐渐进化，并在医疗美容方面有所应用，对患者脸型、斑点、皱纹等进行检测并在后台分析给予解决方案，力图实现精准诊断和治疗。

（三）应用挑战

人工智能作为新兴的互联网技术手段，在市场的活跃度之高和期望实现的功能之强使其受到各大企业和资本的热捧，而快速发展的同时也出现了一些问题。

（1）当下人工智能大多处于实验室阶段，在特定的实验环境下部分人工智能展现了其强大的功能，但在实际商业环境和医疗环境中人工智能的智能化运营需要基于一套完整的医学知识系统且具有标准化的数据，而目前医疗领域存在数据共享困难、数据标准化不统一的现象，阻碍了人工智能在医疗行业的发展。

（2）人工智能行业应用兴起不久，政府对其管控措施和监管法律未完全到位，医疗作为关系公众生命健康的行业具有极强的敏感性，基于人工智能医疗应用从法律上制定完善的权利保护和责任划分关系到其能否真正落地。

（3）目前医疗领域人才缺口较大，医师水平参差不齐，供不应求是当下医疗市场的格局，而了解人工智能的医师更是寥寥无几，企业希望说服医院和医师引进人工智能的应用则需让医师对人工智能有基本的了解以便于其操作。因此，人才供给和医院壁垒也成为阻碍人工智能落地实施的重要因素。

（4）不同企业的人脸识别技术在算法方面不断精进，行业龙头公司的技术差距越来越小，其在落地方面一般产生两种产品形态：静态拍照监控和动态视频监控。从硬件角度来讲，传统硬件厂商在摄像头等领域深耕已久，硬件供给环节相对成熟；但从产品商业化角度来讲，基于算法驱动的人脸识别公司如何能基于实际问题将技术与场景灵活融合应用并形成难以被替代的商业模式是其目前遇到的挑战，具体表现为：

①人脸识别技术在实际运行中受到监控范围内天气、光线、阴影、障碍物、饱和度等环境因素的影响，人随着时间的推移容貌会逐渐产生变化，受到环境因素或个人意向脸部特征也可能产生细微变化或整形，对不同的环境条件和时空条件下能否有效、完整地识别提取人脸特征产生影响。

②人脸识别在应用阶段还处于起步时期，其应用对象一般为企业或政府机构，技术的落地应用需要客户群体的信任和支持，或有长期的行业经营积累，或与地方政府建立良好的合作框架体系，或与行业外巨头互补，否则很难进入市场。此外，数据采集和分析能力对人脸识别技术的应用也是严峻的考验，从患者就医角度来说，建立人脸识别数据库工作量庞大且需要不同机构和部门的联合，需要与区域人口健康信息平台的建立相配合使用，因此在患者应用层面仍需较长时间的摸索。

③人脸识别作为一个新兴技术，其所对应的法律法规相对滞后，很多技术和应用处于灰色地带，技术的不正当使用可能会带来患者隐私泄露、企业不正当应用、国家信息安全等问题，如何能保证人脸识别技术合理应用且规避危害需要政府出台政策和法律加以规范和监管。

四、云计算

云计算是指第三方运营商通过互联网建立网络服务器集群，并根据客户需求为其提供不同的服务，如数据计算、存储、分析、应用软件服务等。云计算是一种信息技术模式，它使得用户或企业可以通过互联网随时访问如服务器、中间件、应用程序等共享的可配置系统资源和服务，这些服务通常可通过互联网以最少的管理工作快速满足供应要求。云计算类似于一种公用设施整合资源。

企业或组织将其计算机基础设施建设和维护外包给第三方的云计算运营机构，降低其在 IT 方面投入的成本，有助于其专注在核心业务谋求发展而避免分散精力。第三方专业的云计算能力使得应用程序能更快运行、更好管理，同时企业可根据自身发展需求快速有效地调整资源和应用以满足临时需求和战略变化。

云计算具有高扩展性和虚拟化特点，助力医疗大数据的挖掘存储和处理分析，基于云计算的数据挖掘可将决策树、关联分析等传统算法结合使用。对医疗领域而言，云计算可为医院和医疗机构提供运营和管理的便利：首先，医院可以借助第三方云计算平台建立相应的计算中心，通过计算资源的规模复用实现资源的高效利用和信息规模经济效应；其次，基于云计算的数据挖掘是分布式并行数据挖掘与服务模式，使用数据多副本容错、计算节点同构可互换等措施，使服务更加可靠；最后，云计算服务模式使医院和企业员工可实现移动化办公，为远程医疗和应对紧急情况助力。

云计算与大数据的应用密不可分，云计算作为基础信息服务模式，是大数据挖掘和处理的基础要素和驱动力量，大数据则是云计算在信息处理方面的重要应用。医疗领域如病历、影像、检验、基因等信息烦冗复杂，体量无限增加，传统方法对于数据的处理越来越呈现出局限性，云计算成为大数据处理的重要工具。此外，现代医疗应用软件、办公软件以及基于物联网的医疗辅助、区域人口健康信息平台等均需要云计算作为基础支撑发展，如何基于云计算技术挖掘处理庞大的医疗数据和改进医疗服务是未来的重要方向，也是医疗事业发展、应对人口老龄化趋势、做好全民健康管理的任务之一。

（一）业务模式

云计算向用户提供的服务主要从基础设施、平台、软件三大方面展开，具体对应三种模式——IaaS，PaaS，SaaS。三种模式可单独提供也可同时提供，从基础设施到平台再到软件业务链反映了从硬件到平台再到应用的过程，越偏向实际应用层对基础设施和服务商的依赖度越高，同时自身承担的工作量也越少。

IaaS模式是服务模式的最底层，提供虚拟机服务器的租用，用户无须花钱购买专用设备即可获得服务并在租用的计算机基础设施构建企业或组织自己的数据库加以处理分析，如 Amazon 即可为用户提供效能计算和存储租用服务。PaaS 模式是介于基础设施与应用软件之间的平台服务模式，用户无须重新构建开发环境，可在平台提供的服务下构建自己的应用软件。SaaS 模式是用户通过租用软件应用来管理企业活动而无须自己研发的软件服务模式，只需根据服务需求和使用时间向供应商支付相应的费用以节约时间、人力和资源成本。

（二）应用挑战

基于云计算的应用在零售、金融、交通等行业应用普遍，在医疗行业也在逐步缓慢发展，未来前景广阔但仍需考虑云计算带来的问题。

（1）医疗机构使用的云平台和软件涉及患者的个人信息和医院的内部信息，信息隐私性要求较高，将 IT 服务外包给第三方运营公司有可能产生数据丢失和泄露的信息安全隐患，最终可能引发医患矛盾。

（2）医院尤其是三甲医院患者流量很多，软件是否正常运营关系到成千上万人的利益，一旦服务器或软件出现故障将影响整个就医系统和管理系统，轻则增加患者就医时间成本，重则可能会直接影响患者的生命安全，机会成本难以估量。

五、其他技术

除云计算、大数据、物联网、人工智能外，运用于医疗领域的数字技术还有很多，本部分选取 VR、全息、5G 三种技术进行简单分析。

（一）VR

VR 即 Virtual Reality，该技术通过创建虚拟仿真系统形成虚拟三维动态场景，人体通过特定设备实现与虚拟世界的交互。它是一项综合集成技术，与多个学科和领域产生关联，如人机交互技术、传感技术、计算机图形学等。

（1）手术应用。

外科医生借助 VR 技术，可以在显示器上模拟手术过程，寻找最佳方案，为医生提供术前规划。目前，已经应用 VR 技术的领域包括腹腔镜手术四大基础训练、胆囊切除、直肠切除等，此外还可通过远距离遥控手术进行指导。

（2）健康管理应用。

通过大数据和人工智能技术跟踪患者的健康数据，为其提供个性化虚拟游戏体验，帮助患者分散、减轻痛苦。

（3）康复管理应用。

对于那些失去左手使用能力但保留右手使用能力的脑卒中患者，计算机将对非功能性左手进行虚拟现实描述，这可以诱使大脑启动另一只手的功能，Mind Maze 专注于将虚拟现实和运动捕捉与大脑机器界面结合，帮助患者从创伤中恢复。

（二）全息

全息是利用干涉和衍射原理再现物体真实的三维形象的技术。全息与 VR 在医疗领域的应用具有一定的重合性，但全息技术所实现的场景较 VR 更为便捷。较为新颖的应用是可以帮助医生实时观察患者器官状况。Real View 开发的 HOLOSCOPE™ – i 产品用于手术过程，医生可以无须佩戴眼镜，通过仪器即可观看、触摸、解剖患者的组织和器官构造，以及测量距离。相较于 VR 技术，全息技术最大的优势在于对距离的精确捕捉。Scopis 公司推出的全息导航平台，根据核磁共振、CT 等数据实时显示患者身体的内部情况。其数据信息随医生探针的部位指向而更新。

（三）5G

5G 即第五代移动通信技术，为解决移动数据爆炸式的需求增长给网络带来的时延和卡顿现象而研发的新一代移动通信系统。5G 具有数据传输速率极快、网络延迟时间短的优势，其在医疗领域的应用可以为医疗救治争取时间、提高效率。具体应用领域如下。

1. 紧急救援

5G 在急救领域可提高信息采集、传输、处理、储存、共享速率，实现医疗设备检测数据实时传输、远程实时会诊和指导，加快急救速度、提高急救质量。5G 智能急救信息系统是重要的应用形式，包括用于急救调度、急救质量控制管理等功能的急救云平台，用于急救车辆管理、设备信息采集传输、急救电子病历制作等功能的车辆急救管理信息系统；用于远程急救指导、传输病历和急救地图等功能的远程急救会诊指导系统等。

2. 远程医疗

5G 技术在远程医疗的应用主要体现在远程手术和远程护理两方面。在远程手术方面，5G 技术帮助医生通过医工机器人及实时视频交互，开展实时远程手术，5G 网络切片技术可以快速搭建通信通道并保障手术信息传输的实时性、稳定性，突破地域限制，使患者及时得到救治，且在新冠肺炎疫情期间也成功发挥了作用，为患者实时远程手术避免医生感染。在护理方面，5G 的精准定位功能远程监护患者位置信息，加快可穿戴设备传输生命指标的速度，更快发现患者的异常情况，及时做出判断并展开相应的救援工作。

第四部分

应用篇

本篇从产品端、服务端、用户端、支付端四大参与主体之间的关系角度出发，勾勒智慧医疗生态体系，分别剖析各个主体之间形成的互联生态子体系中产生的智慧医疗细分领域发展情况。

一、重塑价值链的智慧医疗生态体系

智慧医疗生态体系的高效运转关键在于各个主体之间的协同互联。数字技术与传统医疗行业的深度融合对医疗价值链和产业链进行重塑与改造，形成互联互通、协同发展趋势。智慧医疗生态体系参与主体主要有产品端、服务端、用户端、支付端四大角色。一方面，信息技术在垂直领域建立信息互联关系；另一方面，其在医疗领域的各个应用场景将参与主体之间的活动进行连接，共享反馈相互形成的数据成果和产品，基于参与主体的需求提供相应产品与服务，打破医疗行业信息障碍，提升行业经济效益和社会效益。图 4-1 所示为智慧医疗生态体系。

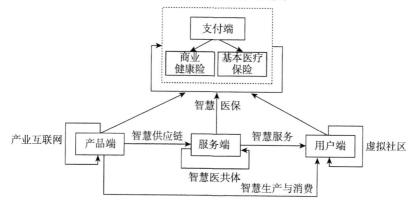

图 4-1 智慧医疗生态体系

（1）产品端。

企业研发并提供医疗器械、药品等医疗产品，在信息技术驱动下，推动企业产品智能化转型，衍生出 AI 医学影像、CDSS、虚拟助手、AI 药物研发等智慧医疗应用。在产品端，信息技术赋能产业生产力的提升，基于数字基础设施建立可信互联环境，形成新型伙伴关系，弱化空间距离产生的合作限制，形成产业内部及其上下游的互联循环机制，构建产业生态体系。

（2）服务端。

通过信息化建设完成医共体内部资源共享和信息互通，形成医疗服务生态循环机制，构建基于利益共同体的智慧医共体模式，打破医疗行业行政壁垒，提升医疗服务效率和质量。同时，基于用户需求，研发新兴服务产品，提供多元化服务。

（3）用户端。

用户通过共享上传自身健康信息和疾病历史，交流健康管理知识和疾病预防、治疗经验，形成虚拟社区信息循环机制，构建用户管理数据库。

（4）支付端。

基于信息技术建立的平台简化了报销流程，大数据、人工智能、区块链等技术发挥数据挖掘、数据应用、数据核实功能，防范"骗保"行为，缩减人力成本和管理成本。

在信息技术的应用下，产品端与服务端的协同形成智慧供应链模式，服务端提供在线医疗服务、医药电商等服务于用户端，产品端通过智慧生产模式、推出智慧产品满足用户端需求，如数字健康管理产品和 AI 药物研发，产品端、服务端、用户端分别与支付端建立信息互联机制，优化报销机制，缩减资金成本。

二、基于用户端－服务端的智慧医疗体系

用户端－服务端体系中，在数字技术的驱动下，医疗服务模式发生变革，社会需求的变化激发更多新兴服务产业，医疗行业服务内容更加多元化，服务方式更加智能化，其智慧应用有在线医疗、医药电商、数字人等。

（一）在线医疗

医疗资源的稀缺性和地域分布的失衡性推动了在线医疗服务行业的发展，医疗行业贴近每个人的日常生活，其直接关系到公众的生命健康，责任重大且门槛极高，故互联网医疗受到业内外众多投资机构和企业的青睐，但也因其行业的特殊性使更多人望而却步。据动脉网统计，2015 年美国 DTC 远程医疗服务达到 125 万人次，在线医疗在美国实施可节省 15% 的医疗经费；2018 年美国 DTC 远程医疗服务约 1100 万人次，其中进行了约 500 万次远程影像诊断。目前，约 100 万美国人正佩戴着心脏起搏器或者植入式心电设备接受实时监测心脏远程医疗服务。IHS 机构预测到 2020 年美国远程视频诊疗服务将达到每年 2700 万人次，Grand View Research 机构预测美国 DTC 远程医疗市场规模在 2025 年将达到 164 亿美元，可见在线医疗在医疗资源利用和需求满足中起到至关重要的作用。《国务院办公厅关于印发 2011 年公立医院改革试点工作安排的通知》提出，"推动县级医院与城市三级医院开展远程医学活动，实现远程会诊、远程诊断、远程检查、远程教育和信息共享，充分发挥优质医疗资源的辐射作用"，远程医疗工作开始扩展到各个基层医院。2018 年 4 月《国务院办公厅关于促进"互联网 + 医疗健康"发展的意见》指出，鼓励医疗机构利用互联网技术构建线上线下一体化医疗服务模式，允许依托医疗机构发展互联网医院，允许在线开展部分常见病、慢性病复诊，允许在线开具部分常见病、慢性病处方，支持医疗卫生机构、符合条件的第三方机构搭建互联网信息平台，开展远程医疗、健康咨询、健康管理服务，促进医院、医务人员、患者之间的有效沟通。由此在经历过行业的冷热交替环境下，标准和政策的出台为在线问诊企业和互联网医院迎来利好消息，为在线医疗的发展形成推动作用。

一方面，在新冠肺炎疫情期间频频发布的支持在线医疗和处方外流的政策为行业发展提供顶层支持；另一方面，官方机构对在线医疗的认可成为最好的行业推广方式，民众在政府的鼓励建议下更快地接受在线医疗模式，提高市场信任度，培养用户习惯，市场接受范围也将从年轻一代拓展到更多年龄段的群体，尤其是老年慢性疾病群体这一行业重点关注对象。此外，卫健委主动快速推进产业落地的举措也为在线医疗行业解决了合规问题。2020 年春节前后，东华软件在2B和2C端已完成数十家医院在线医疗业务的上线。

1. 行业概述

在线医疗服务主要表现为两种模式，即远程诊断和在线咨询。远程诊断是依托实体医院开展的在线诊断、处方出具、诊疗方案等服务，主要表现为以互联网医院形式展开的远程治疗和医院之间的远程会诊两种形式。由于远程会诊以医联体内部和对偏远地区的医疗救助为主，而非产业化概念，故在此只讨论互联网医院，如乌镇互联网医院、银川互联网医院等。在线咨询是由企业自身运营结合医疗资源而提供医疗相关业务的医患交流平台，具体业务包括但不限于在线挂号、就诊提醒、健康咨询等，如春雨医生、平安好医生、挂号网等，但根据政策限制，该平台的医生虽有执业资格却只能提供咨询类建议，无法开具正规的处方和诊断方案。此外，还有部分企业以健康保健和医生助手为业务，健康保健企业一般以智能硬件为工具进行健康监测并提出保健建议，医生助手则面向医生为其提供诊断、治疗、研究等方面的辅助工作。健康保健企业的主要业务也包含在线咨询，而医生助手业务则大多属于在线轻问诊企业的业务之一，故在此不单独分析二者。

（1）互联网医院。

互联网医院作为一种新兴业态，目前还没有官方定义。其一般分为两种模式，一种是医院为扩展业务而成立相应的互联网医院，另一种是由互联网运营平台发起设立互联网医院，其间与现有的实体医院合作作为其依托载体。前者以医院为主体，网络平台医院自建或与第三方技术服务商合作，自建平台如浙江大学附属第一医院主导的浙一互联网医院，引进相关软件进行网上诊疗；第三方平台如深圳市宝安医院网上医院，医院负责医疗服务——问诊、诊断、提供治疗方案等，其网络技术平台由"健康160"提供支持，药品配送由"健康160"负责。后者则以互联网运营平台为主体，由平台申请资格，并与当地政府和医院进行合作成立互联网医院。

2014年宁波云医院和广东省网络医院的成立成为互联网医院的先锋。随后逐渐兴起了互联网医院行业的发展热潮，包括微医引领的乌镇互联网医院、阿里巴巴牵头合作的阿里健康网络医院、好大夫投资的银川互联网医院等。同时在政策和经济环境的考验下，2018年4月以前成立的互联网医院有的模式不清晰、实体医院不明确，随之而来的就是资质不合格、资金链断裂等问题。可以看出众多因行业整顿和市场竞争而被淘汰的互联网医院，在建立之初涌现在互联网医疗势头之中，但在后期业务开展、实际运营、医疗资源协同、资金链等方面多多少少存在问题，这也说明互联网医院需求强烈但门槛不低，能否正常推进需要协调相关资源、不同机构之间的利益和机制。根据公开资料整理获取互联网诊疗资质的部分互联网医院情况见表4-1。

表4-1　部分互联网医院情况

序号	互联网医院	实体医院	注册地点	互联网诊疗资质获取时间
1	山东省立第三医院互联网医院	山东省立第三医院	山东	2018年12月
2	中国医科大学附属第一医院互联网医院	中国医科大学附属第一医院	辽宁	2019年10月
3	中国医科大学附属盛京医院互联网医院	中国医科大学附属盛京医院		
4	沈阳眼医眼科互联网医院	沈阳兴齐眼科医院		
5	黑龙江省医院互联网医院	哈尔滨工业大学附属黑龙江省医院	黑龙江	2020年1月
6	齐齐哈尔市第一医院互联网医院	齐齐哈尔市第一医院		2019年11月
7	哈医大一院互联网医院	哈尔滨医科大学附属第一医院		2020年3月
8	黑龙江省第二医院互联网医院	黑龙江省第二医院		2020年3月
9	哈尔滨市儿童医院互联网医院	哈尔滨市儿童医院		2020年3月
10	齐齐哈尔医学院附属第三医院互联网医院	齐齐哈尔医学院附属第三医院		2020年3月
11	黑龙江新一护互联网医院	黑龙江新一护		2020年3月
12	广东省人民医院互联网医院	广东省人民医院	广东	2019年
13	广东省第二人民医院互联网医院/广东省第二人民医院珠海医院互联网医院	广东省第二人民医院		
14	中山大学附属第一医院互联网医院	中山大学附属第一医院		
15	中山大学孙逸仙纪念医院互联网医院	中山大学孙逸仙纪念医院		
16	中山大学附属第六医院互联网医院	中山大学附属第六医院		

续表

序号	互联网医院	实体医院	注册地点	互联网诊疗资质获取时间
17	南方医科大学南方医院互联网医院	南方医科大学南方医院	广东	2019 年
18	广东省皮肤病医院互联网医院	广东省皮肤病医院		
19	暨南大学附属第一医院互联网医院	暨南大学附属第一医院		
20	广州中医药大学第一附属医院互联网医院	广州中医药大学第一附属医院		
21	广州中医药大学金沙洲医院互联网医院	广州中医药大学金沙洲医院		
22	广州市妇女儿童医疗中心互联网医院	广州市妇女儿童医疗中心		
23	广州医科大学附属第二医院互联网医院	广州医科大学附属第二医院		
24	南方医科大学深圳医院互联网医院	南方医科大学深圳医院		
25	深圳市南山区人民医院互联网医院	深圳市南山区人民医院		
26	珠海市人民医院互联网医院	珠海市人民医院		
27	汕头市中心医院互联网医院	汕头市中心医院		
28	佛山市第一人民医院互联网医院	佛山市第一人民医院		
29	佛山市中医院互联网医院	佛山市中医院		
30	阳江市人民医院互联网医院	阳江市人民医院		
31	连州市人民医院互联网医院	连州市人民医院		
32	江苏省中医院互联网医院	江苏省中医院	江苏	2019 年 8 月
33	江苏省第二中医院互联网医院	江苏省第二中医院		
34	江苏省肿瘤医院互联网医院	江苏省肿瘤医院		
35	南京医科大学第二附属医院互联网医院	南京医科大学第二附属医院		

续表

序号	互联网医院	实体医院	注册地点	互联网诊疗资质获取时间
36	东南大学附属中大医院互联网医院	东南大学附属中大医院	江苏	2019年8月
37	连云港第一人民医院互联网医院	连云港第一人民医院		
38	连云港第二人民医院互联网医院	连云港第二人民医院		
39	福建省立医院互联网医院	福建省立医院	福建	2019年4月
40	福建医科大学附属第一医院互联网医院	福建医科大学附属第一医院		
41	中国人民解放军联勤保障部队第九〇〇医院互联网医院	中国人民解放军联勤保障部队第九〇〇医院		
42	福建医科大学孟超肝胆医院互联网医院	福建医科大学孟超肝胆医院		
43	厦门大学附属第一医院互联网医院	厦门大学附属第一医院		
44	上海徐汇区中心医院贯众互联网医院	上海徐汇云医院	上海	2020年2月
45	复旦大学附属儿科医院互联网医院	复旦大学附属儿科医院		2020年4月
46	上海中医药大学附属龙华医院互联网医院	上海中医药大学附属龙华医院		2020年4月
47	岳阳医院互联网医院	上海中医药大学附属岳阳中西医结合医院		2020年4月
48	上海同舟共济互联网医院	同济医院、商赢医院		2020年5月
49	吉林大学第一医院互联网医院平台	吉林大学第一医院	吉林	2020年5月
50	西安强森医院沣东互联网医院	强森医疗集团	陕西	2020年5月

（2）在线咨询企业。

在线咨询企业注重以互联网企业为核心，通过对医疗资源的整合和市场数据的应用为医疗机构或医生与患者或公众之间搭建信息交流平台，其本质是商业模式的创新和应用。相较于其他行业的运营平台，在技术层面没有较大差别，主要区别在于资源的稀缺性和信息的敏感性。面对基础庞大且日益增长的医疗市场需求，医生资源供不应求，争取优质医疗资源以获得用户信任是平台需要突破的难题，而医疗行业涉及用户的隐私和信息安全问题，患者是否愿意使用平台输出自身信息、平台如何对患者信息进行脱敏和保护也成为平台生存和可持续发展的一大考验。

在线咨询企业主要业务包括预约挂号、健康咨询等，早期"互联网 + 医疗"模式的兴起多起源于挂号业务，政策的放开和行业的认可推动企业进一步扩展业务，患者可以通过网站或 App 渠道在线预约挂号、诊前健康咨询、诊后健康管理等，用户选择自己信任的医院和医生，以文字、图片、语音等形式描述症状在线咨询，由平台医生给予用药建议，提供以挂号和咨询为主的轻问诊模式。在线咨询企业的产生简化了公众就医流程，帮助实体医院优化互联网化管理和运营，促进不同区域医生资源的有效分配和利用，减少医患关系紧张问题，成为衔接基层医疗机构和大型医院的助手，在线咨询部分企业见表 4 - 2。

表 4 - 2　在线咨询部分企业

序号	企业名称	上线时间	注册资本	流量情况
1	平安好医生	2014 年	151657.779 万元	截至 2019 年年底，注册用户数达 3.15 亿人，较 2018 年年末增加 5000 万人。期末月活跃用户数（MAU）和期末月付费用户数（MPU）分别达 6690 万人和 296.9 万人，分别同比增长 22.3% 和 26.0%。医疗健康网络覆盖超 3000 家医院、超 150 家医疗美容机构、430 家中医诊所、超 2000 家体检中心、近 1800 家齿科机构、超 4.8 万家诊所及 9.4 万家合作药店 新冠肺炎疫情期间，平台累计访问人次达 11.1 亿，App 新注册用户增长 10 倍，App 新增用户日均问诊量是平时的 9 倍，相关视频累计播放超 9800 万次

续表

序号	企业名称	上线时间	注册资本	流量情况
2	好大夫在线	2006 年	1000 万元	截至 2017 年 10 月，好大夫平台上的日活医生数达 8 万人，累计注册医生数达到 17 万人，注册患者数达 4000 多万人 2019 年 1 月 1 日—2019 年 12 月 31 日，好大夫在线平台上为患者提供了 3200 万次图文问诊服务、95 万次电话问诊服务、97 万次门诊会诊服务；一年中，患者去医院就诊后，通过好大夫在线平台发表了 63 万条就医评价，反馈就诊后的疗效满意度和态度满意度等
3	就医 160（现为健康 160）（挂牌新三板）	2005 年	5554.05 万元	截至 2015 年 7 月底，接入医院超过 5000 家，入驻医生超过 33 万人，实名注册用户超过 3000 万人，月活跃用户数 60.5 万人
4	丁香园	2000 年	1000 万元	550 万专业用户，其中包括 200 万医生用户，年生产 2600 余万字科普内容、年阅读量达 5.6 亿次，月活跃用户数 47.7 万人 截至 2020 年 2 月 18 日，丁香园的"全国新冠疫情实时动态"浏览量达 22.39 亿人次
5	挂号网	2010 年	8000 万元	截至 2018 年 5 月，24 万名医生，实名注册用户数超过 1.6 亿人，累计服务人次超过 5.8 亿 聚合全国超过 3900 家重点医院，建立了全国三级医院 30 万名医生的专长库
6	华康移动医疗	2010 年	458.032 万元	累计用户近 300 万人，累计服务患者超过 1000 万人
7	春雨医生	2011 年	2426.305 万元	截至 2019 年 12 月底，春雨医生已为超过 2 亿人次的用户提供了医疗健康解决方案，超过 1 万户家庭与春雨医生建立了固定的联系（线上家庭医生），每日有数百万用户通过春雨医生的内容支持库获得专业的科普教育；截至 2020 年 4 月，春雨医生已拥有超 50 万名专业医生和超 98% 的用户满意度

续表

序号	企业名称	上线时间	注册资本	流量情况
8	寻医问药网	2004 年	25252.53 万元	2010 年网站日浏览量突破 5000 万人次，日均独立 IP 突破 500 万个 截至 2016 年，寻医问药网注册用户超过 1.2 亿人，日独立访客超过 2200 万人次，月独立访客超过 3.2 亿人次
9	美柚	2013 年	1987.52 万元	美柚用户超过 2 亿人，日活跃用户 600 多万人次，社区日均互动量超 500 万次，日均浏览量超 1.6 亿次
10	平安医保科技	2016 年	100000 万元	用户 3.26 亿人
11	趣医网	2014 年	9482.645 万元	月活跃用户数 39.5 万人

数据来源：根据公开资料整理。

（3）在线医疗的发展历程。

在线医疗的发展经历了远程会诊、医疗网站、移动医疗和互联网医院等几个阶段，具体如下。

①远程会诊阶段。20 世纪 80—90 年代，我国的在线医疗起源于基于 E-mail 开展的病历会诊（1982 年），这是在线医疗实践的开端，之后在互联网技术的推动下在线医疗的发展陆续开始了。20 世纪 90 年代初使用远程系统诊断的重金属铊中毒病例启发了社会对在线医疗的认知，之后全国上百家医院、医学院校开始了关于远程医疗的研究，而在此期间，远程医疗的研究和实践均是基于医院与医院之间对疑难杂症的专家会诊和病理学诊断，这类远程医疗的开展一般由有会诊需求的下级医院或对应的平级医院向对应的医院申请而来，对医院水平、医院设备、专家级别等条件均有一定的要求，且并非可以广泛开展的医疗形式。

②医疗网站阶段。2000 年前后至 2010 年，在互联网技术的推动和计算机的普及下，PC 端医疗网站逐步兴起，通过互联网开放平台为大众和医学人士提供健康与医学方面的知识以加强保健意识、促进相互交流，如中华医疗网、丁香园、上海助医网、寻医问药网、求医网、久久养生网、就医网等，此类网站主要面向大众和医生，主要业务为健康咨询、医学科

普、医生交流等。此外，在远程会诊的需求带动下，以远程系统为主要业务向医院提供服务的网站兴起，如华医网、白玉兰远程医学，为医院之间的远程会诊和信息传播建立渠道和平台。

③移动医疗阶段。自2011年开始，互联网医疗企业逐步由PC端网站向移动App端过渡和延伸，主要表现为以挂号为业务连接医院与患者的平台，如挂号网、健康160等；以健康咨询和在线轻问诊为主要业务连接医生与患者的问诊平台，如春雨医生、平安好医生等；以慢性疾病管理为主的辅助工具，如糖护士、乐心健康等。该阶段企业所涉及的业务多以医院非核心业务展开，有效匹配医疗资源、提高医院运营效率，为患者节约就医时间和财力。

④互联网医院阶段。2014年10月，由广东省网络医院和宁波云医院牵头，互联网医院开始运营，区别于简单的将预约门诊、在线支付等功能付诸实际，互联网医院真正希望达成的是通过信息平台有效整合资源，实现在线咨询、诊断、开具处方、配药、复诊全流程的线上运营。2018年4月之前对于互联网医院的政策、标准和规范没有严格的规定，同时行业涉及病患的人身安全问题，早期在没有原始积累的情况下，由互联网平台发起的互联网医院缺乏医院资源，在推进与线下实体医院的对接、各大药店的对接、医药厂商之间的合作时运行缓慢，尤其在获取公众认可方面困难不小，因此前期很多平台采取医生交流、问诊补贴、免费问诊的方式以吸引用户使用平台，基于良好的患者评价提高平台的知名度和美誉度。后期在政策的支持下，互联网医院的发展有了明确的方向，即依托于实体医疗机构向公众提供诊疗服务，包括以医院为主体联合互联网企业和以互联网企业为主体与实体医院合作两种模式，前者如浙一互联网医院、广东省网络医院、中国人民解放军第117医院网络医院等，后者如乌镇互联网医院、阿里健康网络医院、银川智慧互联网医院等。

2. 产业结构

根据在线医疗的模式分类，本研究分别从在线咨询和互联网医院两个角度对其产业结构进行分析，并绘制如图4-2所示的产业结构图。

根据业务覆盖领域，在线咨询包括综合性平台和垂直性平台，综合性平台涵盖的疾病类型较广，邀请专家入驻平台为平台患者提供咨询和轻问

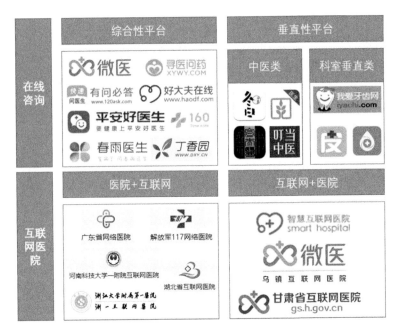

图 4 - 2 在线医疗产业结构图

诊服务，平台医生一般是来自不同三甲医院或知名医院的医生，所涉及的科室也较为多元化，多见于内科、外科、皮肤科等常见科室，具体企业如微医、春雨医生、平安好医生、健康 160 等；垂直性平台则是基于某一学科、疾病或科室开展在线咨询服务，从大类角度来看分为中医垂直平台和科室垂直平台，类似中医平台、牙科类平台、皮肤科类平台、糖尿病类平台等。中医垂直平台如小鹿医馆、冬日中医、宣太医、叮当中医，科室垂直平台如我爱牙齿网、皮大夫、掌上糖医、乐心健康等。

　　互联网医院的成立需要依托实体医院，分为"医院＋互联网"和"互联网＋医院"两种模式。前者属于医院主导，医院自建平台或外包给第三方平台提供技术服务，医院将院内部分医生业务拓展至网络开展在线问诊服务，如广东省网络医院、中国人民解放军第 117 网络医院、湖北省互联网医院、河南科技大学一附互联网医院、浙一互联网医院等；后者属于互联网企业主导，与地方政府合作或由地方政府引导审核，企业寻找合适的医院挂靠，条件具备后申请互联网医院，如乌镇互联网医院、阿里健康互联网医院、好大夫银川智慧互联网医院等，图 4 - 3 所示为"互联系＋医院"业务模式。

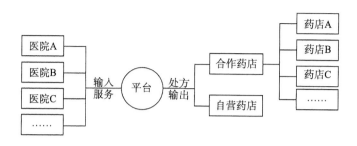

图4-3　"互联网+医院"业务模式图

　　在线医疗 App 的客户端大部分既有患者端 App 也有医生端 App，业务覆盖范围包含健康管理、诊前自诊导诊、院中诊断、诊后康复管理、慢性疾病管理等，实现跨区域的资源整合和人才引进。

　　此外，在线咨询和互联网医院在各自业务结构方面有所差异。在线咨询主要聚焦于就诊前的服务，具体包括健康管理、自诊、用药咨询、导诊等，并没有线上诊疗资质许可，也无须依托实体医院；而互联网医院则致力于通过网络平台分散流量、缓解就医紧张问题，服务内容包括线上挂号、在线诊断、在线治疗、处方开具、购药引导、康复管理、慢性疾病管理等。图4-4、图4-5所示为各自的业务结构图。

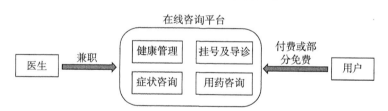

图4-4　在线咨询平台业务结构图

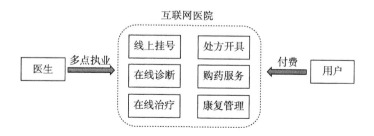

图4-5　互联网医院业务结构图

3. 竞争要素

（1）资源整合能力。

当前我国医疗资源配置存在失调问题，表现为地域失调、人才结构失调、城乡失调等，而医疗资源本身处于非常紧缺的状况。在这样一个需要时间和经验积累的行业中，短时间内又难以培养出合格的医疗人才，因此在供给侧改革的趋势下，如何利用现有的资源平衡供给结构、解决资源失衡问题既是医疗行业的重大挑战，也是医疗企业的机遇所在。医疗行业是相对封闭的行业，其产业链的任何一个环节都是紧密相扣的，从诊前挂号到诊中治疗再到诊后流程以及康复管理等方面，每个产业环节均需要与医院或者医生建立合作机制，医生资源是企业开展业务、建立消费信任的第一步。之所以导致患者看病难、看病贵的现状，除医疗资源的数量不足、水平不均、结构失衡原因外，也有一部分原因是患者对三甲医院和专家医生的痴迷，大小病只认三甲医院，加剧了医疗资源紧张问题和需求供给的不平衡问题。因此，在线咨询企业或互联网医院能否吸引专家医生入驻平台、获取三级实体医院的挂靠支持是其建立品牌知名度、获取用户流量的核心能力。

（2）患者需求解决能力。

机构的存在是为了解决需求，医疗市场需求可观，但又难以满足。企业或平台能否敏锐抓住行业痛点、解决市场需求是其能否持续发展的决定性因素。对于在线咨询平台来说，其主要业务是解决用户健康管理、前期咨询及挂号导诊的需求，缓解挂号拥挤、排队等待、小病大看等情况，降低患者就医的交通成本、医疗费用，打击"黄牛"哄抬价格等情况。对于互联网医院来说，其主要业务偏向于诊断、治疗及后期康复管理，重点解决医患沟通、线上诊疗的需求，避免患者盲目追求名医以致增加医疗费用。从患者的角度来讲，在线咨询平台需要为患者提供医生与患者的对接平台，为患者举荐合适的医生，互联网医院则需要提供相应的诊断意见和诊疗方案；从医生的角度来讲，在线咨询平台需要为医生之间搭建交流学习的桥梁，为医生提供咨询补贴费用，互联网医院则需要为医生提供相应合理的医师服务费用以兹鼓励，或者为医生提供专业课题研究和案例研究满足其科研需要。

（3）服务专业性。

在线医疗行业不同于其他的互联网企业，其所面对的用户群体在信息的真实性和可靠性方面具有强烈的要求，不同于社交网络，在线医疗平台存在的原因是解决问题，而不是简单的社交大杂烩。用户使用平台的原因也是基于其医疗专业化特点，平台需要对信息内容和广告投放加以严格管理和审核，避免产生广告喧宾夺主的现象，同时注重信息真伪的分辨和管理分类，对服务对象的资质、执照进行背景调查，强化平台的专业性服务和产品。

数据是互联网技术下行业发展的重要基础，在线医疗平台为实现长期可持续发展，需要建立系统的专业流程和专业数据库，通过积累用户数据实行健康监测，为其提供个性化服务；同时建立人口健康档案实现医疗资源的无缝衔接，为患者的健康管理、转诊治疗建立统一的医疗系统，实现平台价值。

（4）流量转化能力。

对于互联网平台来说，流量是盘活平台业务的引导因素之一。在线医疗企业最重要的收费来源即是用户，因此如何导入用户流量、如何实现流量转化、产生价值来源是平台盈利的关键路径。首先，导入用户流量是流量价值转化的第一步，这不仅需要医生资源的入驻，同时要求企业能有较好的推广模式吸引用户，获取用户访问量，打造企业品牌知名度；其次，产生访问流量并不意味着产生客户，平台需要根据流量的特征进行用户筛选，转化潜在客户为实际客户，并据此制定企业战略发展重点和业务类型；最后，实现流量转化的过程中不仅是价值的增加，也是企业在产业链各环节战略合作的基础，为其与保险机构、医院、药企等产业链上下游合作形成产业闭环协同助力。

4. 融资分布

对于医院主导的互联网医院实际上是其业务的线上扩展，依托自身已有的医生资源、医疗系统以及医疗设备，加上医院本身的高现金流特点，医院主导型的互联网医院无须采取融资措施；而对于互联网企业主导的互联网医院的发起机构大多是以在线咨询企业或互联网巨头（如阿里巴巴）为主，故在此主要讨论在线咨询企业的融资情况，以反映行业活力和市场潜力。

表 4-3 所示为近年来部分在线医疗企业的融资情况（根据公开资料整理），其中融资金额较大的有好大夫在线，C 轮获得崇德投资、挚信资本共 6000 万美元融资，D 轮获得来自腾讯产业共赢基金的 2 亿美元融资；微医自 B 轮开始即获得 1 亿美元以上的融资金额，先后获得来自腾讯产业共赢基金、复星资本、启明创投、晨兴资本、复星锐正资本、国开金融、友邦保险等投资方的青睐。

表 4-3　部分在线医疗企业融资情况

企业名称	对应的互联网医院	融资时间	融资轮次	融资金额	投资方
微医	乌镇互联网医院	2012 年 1 月 1 日	A 轮	2200 万美元	晨星创投、风和投资
		2014 年 10 月 1 日	B 轮	1.064 亿美元	腾讯产业共赢基金、腾讯、复星资本
		2014 年 10 月 15 日	C 轮	1.07 亿美元	启明创投、腾讯产业共赢基金、晨兴资本、复星锐正资本
		2015 年 9 月	D 轮	3.94 亿美元	高瓴资本、高盛集团、国开金融
		2015 年 12 月 1 日	E 轮	3 亿美元	复星医疗领投，国开金融、高瓴资本、高盛集团、腾讯、联新资本跟投
		2018 年 5 月 9 日	PreIPO	5 亿美元	友邦保险、新创建集团、中投中财基金
好大夫在线	好大夫在线银川智慧互联网医院	2007 年	天使轮	300 万元人民币	雷军、联创策源
		2008 年	A 轮	300 万美元	DCM 领投
		2011 年	B 轮	数千万美元	挚信资本领投
		2015 年	C 轮	6000 万美元	崇德投资、挚信资本
		2017 年	D 轮	2 亿美元	腾讯产业共赢基金

续表

企业名称	对应的互联网医院	融资时间	融资轮次	融资金额	投资方
平安好医生	平安青岛互联网医院	2016 年 5 月 16 日	A 轮	32.5 亿元人民币	平安创新投资基金、永柏资本、IDG 资本和章苏阳
		2018 年 2 月 3 日	F 轮 – 上市前	4 亿美元	软银愿景基金、SBI 投资、IDG 资本
		2018 年 5 月 4 日	香港上市	85.64 亿港元	公共股东
春雨医生	—	2011 年 11 月 1 日	A 轮	300 万美元	蓝驰创投
		2013 年 3 月 4 日	B 轮	800 万美元	贝塔斯曼亚洲基金、蓝驰创投
		2014 年 8 月 19 日	C 轮	5000 万美元	中金公司、如山创投、Pavilion
		2016 年 9 月	D 轮	未公开	未公开
		2017 年 10 月 16 日	战略融资	6000 万美元	MLILY 梦百合
		2020 年 3 月 6 日	战略融资	未公开	搜狗
丁香园	银川丁香互联网医院	2010 年 1 月 1 日	A 轮	200 万美元	DCM
		2012 年 12 月 1 日	B 轮	数千万美元	顺为基金领投，DCM 跟投
		2014 年 9 月 2 日	C 轮	7000 万美元	腾讯
		2018 年 4 月 10 日	D 轮	1 亿美元	未公开
杏仁医生	杏仁互联网医院（无线下依托医院）	2012 年 10 月	天使轮	数百万元人民币	光速创投
		2014 年 8 月	A 轮	500 万美元	红杉资本领投，光速创投跟投
		2015 年 7 月	B 轮	2 亿元人民币	方源资本领投，红杉资本和光速安振中国跟投
		2018 年 8 月	合并	—	企鹅医生

续表

企业名称	对应的互联网医院	融资时间	融资轮次	融资金额	投资方
妙手医生	妙手互联网医院	2015 年 8 月 4 日	A 轮	未公开	腾讯、红杉资本
		2017 年 10 月 10 日	B 轮	未公开	川又网络
		2018 年 4 月 2 日	C 轮	5 亿元人民币	启明创投、红杉资本、鲲翎资本
		2018 年 11 月 13 日	战略融资	未公开	启明创投
		2019 年 1 月 7 日	C + 轮	5 亿美元	星界资本领投，红杉资本跟投
		2019 年 6 月 27 日	C + 轮	未公开	未公开
七乐康	银川七乐康互联网医院（现运营情况不明）	2014 年 12 月 16 日	A 轮	3 亿元人民币	江苏高科投、长江国弘、启迪创投
		2015 年 11 月	B 轮	1 亿美元	邦盛资本
		2017 年 2 月 15 日	C 轮	未公开	中卫基金、清控银杏创投、分享投资、九合创投、东方证券、景林投资、京东、红杉资本
		2017 年 10 月 30 日	C + 轮	未公开	中科招商
		2018 年 8 月 1 日	D 轮	未公开	高特佳投资
		2019 年 4 月 10 日	战略融资	未公开	苏高新创投、通用创投
大象医生	大象医生银川互联网医院	2016 年 12 月 23 日	天使轮	未公开	天亿投资
		2018 年 3 月 5 日	A 轮	5000 万元人民币	渤海小村
39 健康网	39 互联网医院	2006 年 5 月 1 日	被收购	3000 万元人民币	IDG 资本
		2014 年 6 月 26 日	被收购	6.5 亿元人民币	朗玛信息

从近几年国内在医疗健康行业以及在线医疗领域的投资趋势来看，2010 年开始，在挂号网、春雨医生等互联网医疗企业的带动下，涌现出大

量的在线医疗初创企业，模式多以在线咨询、知识网站为主，这波企业的兴起为实体三甲医院垄断下的医疗行业带来新鲜血液，其模式变革了传统医疗行业的发展环境，从初期看是缓解就医难、排队时间长问题的解决渠道。在市场的热潮下大量的资本进入在线医疗行业，许多初创在线医疗企业在天使轮和 A 轮获得融资，投资频次较高，但投资金额不大；在时间、市场、环境的考验下，2015 年前后，于趋势中热炒概念、未能解决医疗行业痛点的企业逐步被淘汰退出市场，资本也更倾向于投资成立年限较久、模式较为成熟的在线医疗企业，尤其是已经落地互联网医院的在线医疗企业，其原因在于以下方面。

（1）行业热潮逐渐退却，企业面临淘汰洗牌。

行业初期，在资本流向的引导下，许多未能挖掘市场真正需求、商业模式不清晰的企业在资金的驱动下过于追逐热潮，忽视了产业的真正落地条件，而其中很多在线医疗企业模式单一，与实体医院和医生资源脱节严重，例如某些企业仅仅提供知识网站并不能够满足市场的需求，或者其盈利模式依赖于向用户收费，但在不收费的情况下即失去市场信任，类似企业在初期可利用融资维持生存，后期在大量企业模式类似又无可靠盈利模式的情况下恐难以生存，在失去资本市场支持的情况下资金链断裂。

（2）产业政策不明晰，行业标准待确定。

在线医疗作为一种新兴的产业形态，打破了传统医疗运营模式，在互联网技术的基础上以新的方式缓解供需矛盾、解决用户痛点。在线医疗在一定程度上激活医疗资源、为当下紧张的医患关系和医疗问题建立缓冲渠道。在《政府工作报告》《"健康中国 2030"规划纲要》以及医疗改革等相关政策文件中，均对在线医疗给予重视和鼓励，但对于这种新兴业态的管制缺乏经验借鉴，监管部门和法律部门难以在短时间内出台相对科学的产业标准和法律法规，政府需要一定的时间梳理医疗产业链利益相关机构和群体，思考如何利用社会、经济、医疗等方面的力量和资源调整治理模式。在线医疗企业在政策标准不明的情况下只能多向摸索，其中有部分企业发展路径偏离政策发展方向、脱离实际情况，在一时风潮过后无法持续发展而被淘汰，尤其是那些建立纯线上互联网医院而无实体机构依托的企业。2014 年 8 月，《卫生计生委关于推进医疗机构远程医疗服务的意见》

指出要推动医疗机构远程医疗服务，鼓励各地建立远程医疗服务平台，但规定非医疗机构不得开展远程医疗服务，仅允许健康咨询服务。政府从政策层面对开展远程医疗服务的企业加以限制，使得很多原先以在线诊疗为业务的互联网企业由此发展受限甚至难以为继。

5. 市场分析

从企业规模的角度来讲，在线咨询企业中多以初创企业为主，其通过新颖的商业模式或业界人士利用已经积累的医疗资源成立新兴在线咨询企业，而互联网医院则多由互联网巨头或在线咨询企业中的行业领先者与医疗机构合作成立。

（1）业务分类。

在线医疗经历了从远程会诊、医疗网站、移动医疗到互联网医院的几个阶段，其所容纳的业务类型也越来越多。

从在线医疗对诊疗业务的涉入程度来讲，在线医疗可以分为在线咨询和互联网医院两大业务。其中在线咨询包含几个典型的业务产品，如预约挂号、健康知识、健康咨询、在线轻问诊、健康测评、用药助手、医生社交等，这些业务产品独立或与其他业务产品结合共同存在于在线医疗企业的业务板块中。互联网医院则类似线下实体医院，为患者提供全流程服务，具体业务包括在线挂号、在线诊断与治疗、处方开具、购药服务、康复管理等。

根据企业的运营模式，在线医疗业务可以分为 B2B 业务和 B2C 业务，其中 B2B 业务主要面向医院、药企及雇主，为医院和药企提供商务合作平台，为雇主提供员工福利计划。面向医院的服务包括医院信息系统的移动化改造、远程会诊系统建设、人才招聘服务等；面向药企的服务包括药企广告推送、药企电商平台服务、数据挖掘服务等；面向雇主的业务主要体现为为雇主企业的员工提供医疗打包服务，包括诊前咨询、预约挂号等。B2C 服务则主要面向消费者和医生，为其提供健康管理平台和专业交流平台。面向消费者的服务包括知识科普、预约挂号、健康咨询、在线问诊、慢性疾病管理等；面向医生的服务包括提供专业知识（包括学术、临床等知识）、为不同医院和地区的医生建立沟通学习渠道、文献救助、用药助手等。

总体而言，以上所述的业务职能交叉应用于不同机构，每个机构包含以上多种业务，但不同机构具有其业务重点，如互联网医院重治疗、丁香园重健康咨询和医生服务、春雨医生重在线轻问诊、微医重挂号问诊等。

（2）机构分布。

①地域分布。从分布区域来看，互联网医院除在宁夏分布最多外，在东部地区分布较多，一方面缘于东部地区地方政府对互联网医疗的支持，另一方面也与东部地区较高经济水平和医疗资源的丰富程度有关。浙江、广东、上海等地的互联网基础较为深厚，为其互联网医院的建设运营提供技术支撑，上海、广东、浙江等地三甲医院和优秀医生相对较多，为其互联网医院的发展奠定了资源基础。而对于新疆、青海、西藏等西部偏远欠发达地区，由于三甲医院及优秀医生资源稀缺，当地政府为提高当地医疗水平、满足居民就医需求、降低用户就医费用，以政策创新为驱动力量，利用云计算和大数据技术，积极推动当地实体医院与互联网医疗企业的合作以促成互联网医院的运营。表4－4所示是银川市政府为支持互联网医院的发展出台的部分政策。

表4－4　银川市政府出台的关于支持互联网医院发展的部分政策

序号	时间	政策名称	摘要
1	2016年12月	银川互联网医院管理办法（试行）	规定互联网医院组成结构、服务范围，指导互联网医院人才管理工作，提出工作管理、质量监测、可信业务环境建设等方面的要求
2	2016年12月	银川互联网医院管理工作制度（试行）	明确在线分诊管理制度、在线预约转诊管理制度、在线诊疗管理制度、在线协调检验检查管理制度、在线会诊管理制度、在线协调收入院管理制度等内容并进行具体说明
3	2016年12月	银川互联网医疗机构监督管理制度（试行）	规范互联网医疗机构资质许可，对机构日常管理及经营行为模式予以限定，明确机构的权利和义务
4	2017年3月	互联网医院职业医师准入及评级制度	规定互联网医院执业医师准入标准，确定互联网医院执业医师的评级管理制度和评级指标，给出执业医师考核退出机制

续表

序号	时间	政策名称	摘要
5	2017 年 3 月	银川市互联网医院管理办法实施细则（试行）	规定互联网医院数据存储要求，明确互联网医院执业许可备案登记事宜，规定互联网医院从业医师资质要求
6	2017 年 3 月	银川市互联网医院医疗保险个人账户及门诊统筹管理办法（试行）	建立互联网医院在线支付和保险支付制度，规定支付费用限额、报销次数、报销范围等细则
7	2017 年 4 月	银川互联网医院投诉管理办法（试行）	规定互联网医院设置相关职能部门负责投诉工作的监督指导，要求医院制定纠纷事件处置预案，并对投诉管理部门职责予以规定，明确一般投诉事件的接待和管理办法
8	2017 年 4 月	银川市互联网医院数据安全保密管理制度	规定成立银川市互联网医院数据安全保密管理工作领导小组，统筹管理互联网医院数据安全保密管理工作，提出网络、终端、用户、介质、数据等方面的具体管理细则
9	2017 年 4 月	银川市互联网医院医疗风险防范管理办法（试行）	建立互联网医院风险保障机制、设立风险防范基金细则
10	2019 年 9 月	银川市医疗保险门诊大病互联网医院管理服务办法（试行）	规范医疗保险门诊大病定点协议互联网医疗机构服务行为，规定门诊大病线上医疗费用支付制度、参保人员与互联网医院签约、最高支付限额管理等内容

②在线咨询企业规模分布。据公开资料显示，好大夫在线、春雨医生、微医集团等这批率先进入互联网医疗行业的企业在医生资源、用户量等方面已经积累一定数量，业务范围以在线问诊和咨询为基础，向知识普及、智能导诊、健康档案等领域拓展。表4-5所示为根据各企业官网和相关公开资料整理的企业业务情况。

表 4 – 5　部分在线咨询企业业务情况

企业	成立时间	医生数	用户数	月活跃用户数	业务范围
好大夫在线	2006 年	55 万（19.5 万实名注册）	1.5 亿	247 万	图文问诊、电话问诊、远程专家门诊、预约转诊、诊后疾病管理和线上复诊、好评医生推荐、门诊信息查询、疾病科普知识、家庭医生
春雨医生	2011 年	50 万	9200 万	254.6 万	自诊：自我诊断、机器导诊、众包分诊、辅助追问、辅助决策 问诊：通过移动端实时连接医生和患者，提供诸如智能健康监测设备、第三方医疗监测机构、医院信息化系统、医药电商平台和医保支付平台等功能
微医集团	2010 年	24 万	1.6 亿	372.3 万	预约挂号、咨询医生、智能分诊、院外候诊、病历管理、医疗支付、报告提取、医院地图
平安好医生	2014 年	未公开	3.15 亿	6690 万	通过"移动医疗 + AI"，为每个家庭提供一位家庭医生，为每个人提供一份电子健康档案，为每个人提供一个健康管理计划

（3）盈利模式。

从市场对象的角度来看，在线医疗行业的盈利模式总体分为两种：面向 B 端和面向 C 端。其中面向 B 端主要通过与药企、医院、普通企业建立合作联系；而面向 C 端的业务包含医生和大众，其中面向医生的服务收费较少见，故在 C 端的盈利模式研究中只讨论大众用户，如图 4 – 6 所示。

6. 企业案例❶

（1）综合性在线咨询平台。

①春雨医生。于 2011 年 11 月上线的健康应用 App，致力于用科技手

---

❶　关于企业案例的介绍来自企业官方网站和相关平台资料，本书作者对企业发布的信息真实性不负保证责任。

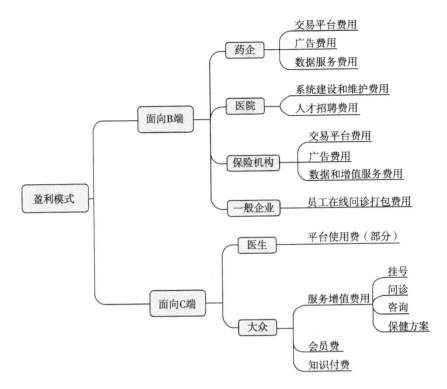

图4-6 在线医疗企业盈利模式

段帮助人们更清楚地了解自我需求、掌握健康信息，向用户提供诊前健康咨询、诊间信息服务、诊后患者管理等内容的在线轻问诊服务。春雨医生提供图文、语音、电话等多种方式的健康咨询。春雨医生还面向医院提供信息技术解决方案，为其积累资源。

②微医。致力于用科技赋能医疗，为用户提供"线上＋线下""全科＋专科"的新型医疗健康服务。据微医方面统计，截至2018年5月，微医连接了我国30个省（区、市）的2700多家重点医院、24万名医生，搭建起线上线下结合、全科专科融合的医疗资源供应体系，实名注册用户数超过1.6亿，累计服务人次超过5.8亿。在连接医院、服务政府和行业的过程中，微医在医疗资源和数据积累的基础上形成微医云和微医HMO两大发展战略。其中，微医云主要面向政府、医院、基层医疗机构和企业等多类用户，可协助搭建医联体远程协作平台，构建分级诊疗网络。微医HMO则主要面向亿万家庭，整合微医在医疗、医药、保险领域的资源和优势。

③Teladoc。为在线医疗咨询平台，服务方式包括电话和视频，平台上有获得资质的全科医生、初级保健师、儿科医生、内科医生，用户可在任何时间、任何地点通过移动设备、网络、视频和电话等方式向医生求助，患者可以随时调取个人电子病历档案。对于企业客户，该平台按月向患者收取会员费，不限制次数；对于零散客户，该平台按次收费。

④Zocdoc。是美国线上医患对接平台。平台根据患者位置、保险计划、身体情况，结合最近的医生分布情况为其推荐医生并预约。患者可以免费使用平台，但医生需要按照250美元/月的标准缴纳费用，因为医生通过平台可以获取更多收入。Zocdoc也在寻求与保险公司的合作为患者降低保险费用。

（2）垂直性在线咨询平台。

①小鹿医馆。专注于中医在线诊疗服务，入驻医生人数达42393位，是集医生患者管理、远程诊病、为患者送药到家服务于一体的中医诊疗服务平台，通过支付宝平台提供中医咨询、挂号、在线复诊处方服务等，已成立平安正阳中医互联网医院、海南小鹿中医互联网医院。

②叮当中医。是为中医师量身定制的"中医＋互联网"平台，业务模式为：提供空中药方，线下有几百家药房，遍布各大城市，患者下单后短时间内配送到家；免费服务，免费代煎、打粉，部分剂型制作免加工费，顺丰快递配送免运费；药品服务，多等级中药饮片、多种剂型可供选择；打造医生个人品牌，开通各大健康平台直播。

③WellDoc。主要业务为基于"终端＋云端"的慢性疾病管理平台，系统已通过FDA医疗器械审批。患者用手机记录和存储血糖数据，云端算法基于血糖数据为患者提供个性化的反馈并及时告知医护人员。WellDoc已与多家保险机构合作将系统提供给投保的糖尿病患者，并计划与药企合作向医生推广其系统。

④掌上糖医。结合其独创的智能硬件和现有的实时互联技术，为糖尿病患者及相关人群提供疾病管理和专业服务，主要包含血糖管理、医患交流平台、商城社区。掌上糖医可监测患者血糖指标，为其提供饮食管理方案、运动方案、用药方案，此外还有糖尿病相关知识管理。

7. 行业痛点

（1）互联网医疗平台市场需求显著增加，但业务模式和盈利模式有待进一步完善。

医疗行业资源导向性的特点为初创企业和跨界企业建立了高壁垒，安全性和真实性是医疗行业消费者关注的重要因素，而这两个特征恰恰也是互联网行业的短板。在线医疗起步于免费的诊疗咨询，在免费咨询阶段，消费者出于好奇或获利心态接触在线医疗 App，消费者对线上问诊平台并未给予足够的信任。在 2020 年新冠肺炎疫情居家隔离的情况下，民众在这个特殊时期在生理和心理方面的就医需求与日俱增，不仅体现为日常的非病毒肺炎就医需求，如慢性疾病复诊、儿科就诊等，也更因疫情恐慌带来较之以往更高数量级的感冒就医需求和心理干预需求。就医需求结构复杂而实体医院就诊交叉感染风险大，互联网医疗平台成为满足日常就医需求的重要渠道，市场规模显著扩大。

从长远来看，互联网医疗平台仍需系统优化其业务模式和盈利模式。在线医疗平台无法成为实体医院的替代品，因此转为收费模式的在线医疗企业很难在诊疗服务业务方面开拓更大市场，很多重点收费项目只能依靠挂号业务和医院信息系统服务等方面，很多互联网医疗企业盈利模式尚不成熟。2018 年 4 月国务院办公厅颁布的《关于促进"互联网＋医疗健康"发展的意见》中对在线医疗的市场范围和经营方式做出的限定较为笼统，关于平台问诊疾病类型细分、平台监管具体政策还需加强推出。在线医疗平台总体上分为全国性问诊平台和区域性互联网医院，前者聚焦于挂号业务、全国专家远程接单咨询业务，囿于空间距离限制，大多是基于诊前咨询，业务深入不够，如何系统优化、细分其业务模式和盈利模式是需要思考的重要问题；后者则依赖于实体医院的平台介入和流程完善，在 2020 年新冠肺炎疫情冲击下，很多地方医院快速接入互联网医院，但要想持续发展下去需要探索在线平台的功能设计、市场定位、医疗保险支付等问题。

（2）数据共享障碍在一定程度上限制了在线医疗行业发展的深度。

中国医疗体系每个个体的数据呈现分散化特点，数据之间难以形成有效的共享流通机制。迫于医疗数据长期以来非开放性、难标准化的特点，一方面医生无法获得患者以往就诊的全面数据进行深度诊断，另一方面在线医疗企业获得的数据碎片化现象严重，导致所谓的大数据分析只能停留在表面。数据共享障碍的产生源自多方面的原因：从技术角度来讲，不同医院的信息系统由不同的供应商提供，系统接口的差异造成数据共享困难；从医疗主体角度来讲，部分医院出于吸引患者流量的需要和保护患者隐私的诉求，在数据共享方面持保守态度；从数据内容角度来看，医疗历程发展已久但系统庞大，医生对疾病的定义和描述有所差别，在记录方式上也存在大量的手工记录且字句难辨现象，即便达成数据共享协议，但数据融合又是难题，基于数据的开发再利用的个体健康服务和大数据医疗应用难以最优化。根据 2018 年 4 月国务院办公厅发布的《关于促进"互联网＋医疗健康"发展的意见》，复诊人群及慢性疾病患者是在线医疗重要的客户群体，对于患者而言，其对疾病的认识并不客观，因此就诊前则需要首诊资料和以往病史的研究分析，如何在业务范围内与医院信息系统打通，共享部分数据，统一疾病标准，是在线医疗面临的重要课题。

（3）线上就医报销困难，医疗保险支付问题直接影响消费行为。

在线医疗行业热度大于消费、就医患者屈指可数的原因，一方面在于消费信任问题，另一方面医保报销问题也让众多消费者望而却步。银川能吸引大量的在线医疗企业在当地开展互联网医院业务，与当地政府政策息息相关，2016 年、2017 年银川市出台的框架政策文件和配套文件中不仅在在线医疗业务模式和管理方面予以明确规定，更从监督、支付等角度对在线就医行为给予保障。政策规定，参保人员可以使用医保个人账户直接支付线上就医费用，凡是符合基本医疗保险"三项目录"范围内的线上诊费也可通过医保报销。政策的支持为互联网医院的发展助力颇多，2017 年，部分互联网医疗企业完成与银川医保信息系统的对接，随后贵州、四川等省份逐渐开始规划线上就医医保支付的试点。在新冠肺炎疫情期间，为配合疫情防控，国家卫生健康委员会出台政策支持对常见病和慢性疾病复诊的在线医保报销，但线上就医医保支付❶并未全面展开，且部分线上就医

---

❶ 此处线上就医医保支付区别于医保移动支付，前者强调线上就医发生的诊疗费用通过医保报销，后者强调医保支付渠道转为线上。

医保支付行为起步不久，其间面临很多困难，而更多的城市和省份还没有迈开线上就医医保支付的脚步，在线医疗行业预热已久但体系复杂、进程缓慢。

（二）医药电商

2014 年国家食品药品监督管理总局发布的《互联网食品药品经营监督管理办法（征求意见稿）》规定，互联网药品交易服务，是指通过互联网提供药品（包括医疗器械、直接接触药品的包装材料和容器）交易服务的电子商务活动。因此，本研究界定医药电商为通过互联网平台向企业、医疗机构、个人等群体提供药品（包括医疗器械、直接接触药品的包装材料和容器）等产品的互联网交易行为。

1. 行业概述

《国务院办公厅关于进一步改革完善药品生产流通使用政策的若干意见》中指出，要加强互联网企业与药品流通企业之间的联系，鼓励药企使用互联网技术完善药品的流通、监管，依托信息系统完善互联网药品交易管理制度。可以看出，政府对于互联网技术在药品流通方面的应用保持积极态度。尤其在处方外流的背景下，通过互联网技术加强对药品的管理能在一定程度上减少医药购买乱象。

2015 年，美国医药电商交易额达到 820 亿美元，占整个美国药品销售市场份额的 33.3%。我国商务部和中国产业信息网数据显示（见图 4-7），我国 2018 年医药电商直报企业销售额达 978 亿元，仅占同期全国医药市场总规模的 4.5%（见图 4-8），市场渗透率有待提高，我国医药电商市场还有较大的市场空间。在政策的推动下，医药院外零售的比重开始上升，处方药网售这一市场也有望进一步打开，而医药电商快速发展的背后是目前中国特定的经济社会背景：老龄化与慢性疾病问题的日趋严重、政策法规的支持和完善、市场准入机制的逐步建立、电子商务体系的成熟发展，由此为医药电商的发展带来了机遇。

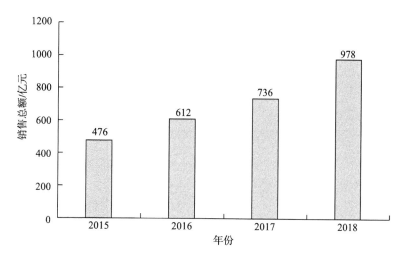

图 4 – 7　医药电商销售总额

数据来源：中国产业信息网。

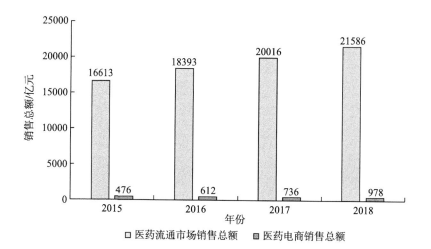

图 4 – 8　医药流通市场和医药电商销售情况

数据来源：前瞻产业研究院。

（1）发展历程。

我国医药电商最早起步于 1996 年前后，经过了 20 多年的发展，逐渐由单一化走向多元化，交易模式和商品种类逐渐丰富，主要经历了以下几个阶段。

①原始阶段。1996—1999 年，以医药信息发布和交流为主。在 1996 年前后开始有医药企业利用互联网对所生产经营的药品进行信息介绍和宣传推广。在此之后逐步有大型综合性医药信息服务网站出现，提供医药信息收集与发布、医药产品广告推介、药物使用指南、医药企业交流等服务。而在 1998 年，作为医药电商销售重要尝试的由上海第一医药商店开设的国内第一家网上药店因无法律依据而被叫停。1999 年《处方药与非处方药流通管理暂行规定》正式禁止处方药和非处方药的网络销售。2001 年年初的《互联网药品信息服务管理暂行规定》要求加强管理和监督互联网医药服务。

②探索性阶段。1999—2005 年，我国医药电子商务逐步开展，该阶段可以根据政府主导和社会资本开始广泛介入为标志大略地划分为前期和后期。

政府主导和建立医药电商体系的前期阶段。在 1999 年前后，政府开始介入医药电子商务领域，主要方式：一是政府自身利用互联网进行药品和医疗器械等的招标采购；二是政府主导建立互联网交易平台为医疗机构和医药企业服务。而所谓的"挂网限价"就是这个阶段的标志性产物。

社会资本开始广泛介入的后期阶段。随着利用互联网进行医药集中招标采购的深入，开始出现了社会力量代理的招投标电子商务平台，这些机构以第三方的身份建立网站来促进医药制造企业、医药销售企业、医疗机构之间在线交易的 B2B 平台。同时各企业也开始逐步试探通过互联网取代线下药店，直接向消费者销售药品的医药电商 B2C 模式。社会资本的广泛介入使得医药电商行业暗潮涌动。2000 年 6 月，国家药品监督管理局制定的《药品电子商务试点监督管理办法》规定，可在部分省市试点非处方药网上销售，这是政府对互联网药品交易放开的积极探索。

③快速发展阶段。2005 年至今，医药电商平台开始大量涌现。国家于 2005 年 9 月出台了《互联网药品交易服务审批暂行规定》加强对医药电商的监督与管理。2005 年年底，京卫大药房成为首家获得"互联网药品交易服务资格证书"的医药企业。之后，政府频繁出台和完善相关政策和法规，加强对医药电商行业的关注、管理和探索，国家管控逐步放开，大量的企业介入医药和医疗器械的网上销售领域，建立医药电商 B2C 平台，直

接向消费者销售药品。2017年1月和9月国家陆续取消了对于互联网药品交易服务资格证书的B证、C证和A证的审批，医药电商在市场准入上全面放开，而这也无疑是把方兴未艾的医药电商行业进一步推向了高潮。附录二为医药电商产业发展相关重要政策法规。

（2）行业特点。

①监督管理严格。因医药研发、制造、流通等环节的安全问题切实关系到人民群众的身体健康和生命安全，甚至影响社会秩序，在医药卫生行业和电子商务行业特殊性共同的限制下，医药电商行业在市场准入、药品审查和物流监督等环节受到了来自政府高标准的监督和管理，行业的政策敏感度较高。

②专业化要求高。因医药卫生的特殊性限制，消费者对于互联网购买药品和医疗器械更加谨慎，要求医药电商企业在购药用药咨询、产品品质、物流仓储、售后服务等方面展现较高的专业性，提供更加细致、可靠的客户服务工作。而在既往的政策法规中，政府对于医药电商相关从业企业都明确就其企业规模、专业人士数量和水平等作出了规定，以保证准入企业在医药卫生方面的专业性。

③医药电商体系逐步完善。目前我国的医药电商行业已经具有了较为健全和丰富的电子商务体系，有以益药购、海虹医药网和九州通医药网为代表的B2B模式的医药电商，有以健一网、仁和药房网、国药网、老百姓大药房等为代表的自营B2C模式的医药电商，有以天猫医药馆、京东医药馆为代表的第三方B2C平台模式的医药电商，还有以叮当快药、京东到家、快方送药等为代表的O2O模式的医药电商。

④市场不确定性大。目前我国的医药电商市场在未来走势上出现了一定的不确定性，其主要原因是药品流通行业的不确定性、医药电商市场竞争大、政策不明朗等。当前我国药品流通市场销售规模增速持续放缓，如图4-9所示，药品流通增长率由2012年的18.5%持续下降至2018年的7.7%，在我国医药改革政策的相继出台下，医药流通行业也进入了结构调整的阶段，使得市场环境具有更大的不确定性。目前医药电商数量庞大，竞争较为激烈，先期完成布局的1药网、国大药房、健客网、康爱多等一大批有背景、有实力、有资源、懂市场的传统医药企业相较于后来者

已经在医药电商领域取得了较大优势，但相互之间竞争较为激烈，彼此无明显优势。在政策方面，虽然《国家医保局　国家卫生健康委关于推进新冠肺炎疫情防控期间开展"互联网＋"医保服务的指导意见》将药费也纳入医保支付，却仅是"疫情防控期间"，临时性政策为医药电商市场未来一段时间的市场规模和增长趋势增添了不确定性。

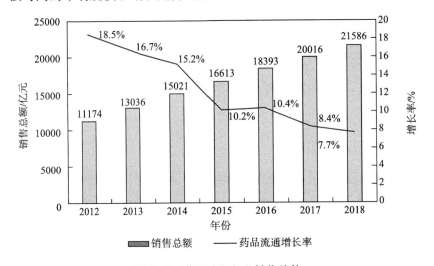

图 4 – 9　药品流通行业销售趋势

数据来源：前瞻产业研究院。

⑤产业链各环节联系紧密。医药电商行业本质是对医药零售的互联网化改造，而其本身相对于其他的电子商务细分领域需要更多的相关行业支持。如在诊断、用药方面需要来自医院、卫生站、诊所等医疗机构对消费者的专业指导即医生开具处方，而这一环节的互联网化即网上问诊自诊而形成购药用药建议。在物流配送方面，O2O 模式的医药电商需要建立覆盖面更广、配送网点更多、配送速度更快的物流配送体系来满足客户可能具有的紧迫的购药用药需求；B2C 模式和 B2B 模式的医药电商则可能需要如冷库、冷藏车等满足特殊药品配送要求的更加专业、更加快速的物流仓储和配送体系。

⑥产品种类较多。医药电商的销售产品较为丰富，从功能性来看分为医疗用品和保健用品，具体包括治疗各类疾病的西药、中成药，各类医疗器械、保健品、中药材、成人用品、隐形眼镜等，所覆盖的产品种类较多。

2. 产业结构

医药电商属于"互联网＋医疗健康"的一个重要领域，是医药流通向互联网的延伸，根据医药电商自身的模式和其与上下游行业的关系对其产业结构进行分析，整理绘制产业结构图如图4－10所示。

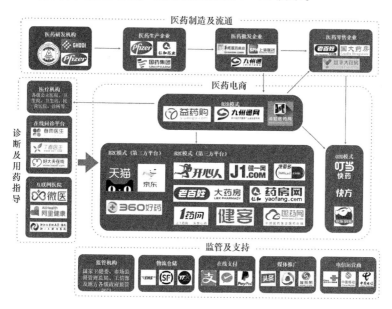

图4－10 医药电商产业结构图

在医药电商产业结构中，主要有医药制造及流通行业、医药电商行业、以医院为主体的医疗机构、新兴的在线诊疗平台、政府监督管理机构、电子商务相关支持行业等参与方，它们彼此相互配合与支持，共同组成了一个完善而健康的产业链条。

医药制造及流通行业包括医药的研究开发、生产制造、批发经营、零售经营四个环节，作为医药电商产业体系存在和发展的基础，其主要作用是为医药电商企业提供药品来源。医药制造及流通行业内部的关系即传统的未互联网化的药品研发制造到批发再到零售的路径。其中，医药零售企业是O2O模式医药电商的重要环节，庞大的连锁药店或单体药店网络可以承担线下实体仓储和销售服务网点的责任，是送药到家、网订店取模式的重要实现方式和依托。

诊断及用药指导部分是以各级公立医院、乡镇卫生院、社区卫生服务站、乡村卫生室及各私立医院等为主的医疗机构以及新兴的互联网在线问诊平台、互联网医院的医疗卫生体系，其作为线上线下的专业卫生和医疗机构与平台，以处方、电子处方或用药建议等形式为患者提供专业的诊断及用药购药指导，解决和优化患者的购药需求，从而与医药电商企业产生产业联系。其中，各级医疗机构是医药及医疗器械的重要消费者，各级医疗机构的药房是医药及医疗器械的重要销售渠道，其与上游的医药批发企业业务联系密切，交易规模庞大，是 B2B 模式医药电商的重要客户。

医药电商行业是医药电商产业体系的核心部分，以电商经营模式为标准进行划分，可以分为 B2B 模式的医药电商、B2C 模式的医药电商（包括第三方建立的医药电商平台和医药经营企业自营的医药电商）和 O2O 模式的医药电商。这三种模式作为医药流通行业电子商务化的三种基本形式，面向企业级的医疗机构或零售药店、个体消费者销售药品或医疗器械。其中，B2B 模式的医药电商面向的客户主要是医疗机构、医药零售企业和 B2C 模式的医药电商，是传统医药流通行业中医药批发经营环节电子商务化的形式。B2C 模式的医药电商面向的客户是广大的个体消费者群体，其主要包括以天猫医药馆、京东大药房、360 好药为代表的第三方电商平台和医药企业布局的垂直自营电商，是传统医药流通行业中医药零售经营环节电子商务化的形式。O2O 模式的医药电商在本质上是 B2C 模式的医药电商，其主要解决的是消费者用药购药快捷性、紧迫性和时效性的问题，因其有线下实体药店和药师为依托，故在一定程度上增加了用药购药的安全性，O2O 模式医药电商的主要业务是网订店送、网订店取。

3. 竞争要素

医药电商行业作为医药流通行业和电子商务行业的交叉和结合领域，有着既包括二者又不同于二者的行业特点，对于已经进入和准备进入该行业的医药电商企业来说，应当立足该细分领域，正视行业壁垒，满足市场基本要求，不断谋求提升企业实力，而影响医药企业竞争力水平的因素主要包括以下几个方面。

（1）医药电商的服务能力和范围。

医药电商的服务能力和范围对于 B2B 平台来说，是其对下游的医疗机构或经销商所能提供的超出药品和医疗器械交易服务外的其他服务，主要包含物流配送服务、供应链金融服务和药品信息管理相关服务等，这有助于帮助 B2B 平台提高吸引力和客户黏性。

对于 B2C 医药电商来说，服务能力和范围包含了常见的物流配送服务、消费金融服务和与诊疗康复相结合的在线挂号、在线问诊、健康体检、慢性疾病管理，甚至实体或互联网医院的建立或联系。这些加强线上"医 + 药"联系的附加延伸服务可以使医药电商平台更加多元化，而这些服务提供者可以转化成为医药电商平台的流量入口，帮助其实现挂号到购药、诊断到购药、健康管理到购药、病情交流到购药等的引流，让消费者找到医药电商的平台入口，为医药电商提供持续的客户流量。

（2）医药电商企业产业链整合或议价能力。

医药电商企业产业链整合或议价能力对于 B2B 医药电商平台来说，是指其作为医药流通行业中批发环节的企业对于生产企业和经销商的产业整合能力和实现程度，具体表现是其对上游医药生产企业的议价能力和对下游经销商的控制力，从而影响企业竞争力。以上海医药旗下的 B2B 平台"益药购"为例，其所依附的上海医药集团涵盖研发、生产、分销与零售全产业链，上游生产供应端为"益药购"平台提供大量稳定货源，下游零售端的连锁药房通过"益药购"平台进行采购，其强大的产业整合能力是企业竞争力的重要体现，这也为其赢得了可观的市场份额。

医药电商企业产业链整合或议价能力对于 B2C 医药电商平台来说，存在于其与上游批发商之间。同样作为医药流通行业中的零售环节的 B2C 医药电商平台相对于传统零售药店应当展现出价格更低的竞争优势，而较低价格的实现需要 B2C 医药电商平台对于上游批发商具有更强的议价能力或较高的后向一体化程度。

（3）医药电商企业资金实力。

医药电商行业竞争较为激烈，市场未来走向尚不明朗，如果想要在行业竞争中站稳脚跟、取得一定竞争优势，在平台网站的建立和运营、产业链上下游维护、产品价格、相关服务能力提升等诸多方面，需要投入大量资金、承担较大经营风险，甚至亏损。因而，医药电商企业对于企业资金实力有较强的要求，而诸多先期进入医药电商行业并取得一定竞争优势的多是实力强大的医药企业、互联网企业在该细分领域所布局的医药电商平台，以及受到 BAT（百度、阿里巴巴和腾讯）和大型资本投资与支持的初创企业。

4. 融资分布

医药电商行业作为"互联网＋医疗健康"中的重要领域，是电子商务一个尚未完全开发的细分市场，互联网技术的发展和政策的逐步放开，加之市场的刚需性使其受到资本的广泛关注和持续热捧。表 4 - 6 ~ 表 4 - 8 为部分医药电商企业的融资情况。

表 4 - 6 医药电商 B2C 企业融资情况

序号	公司	投融资情况			
		时间	轮次	金额	投资方
1	健客网	2018 年 9 月 5 日	B 轮	1 亿美元	高特佳投资（领投） Crescent Group HBM
		2017 年 5 月 15 日	A + 轮	5000 万美元	Asia - Pace Commerce 火山石资本 永柏资本
		2016 年 1 月 28 日	A 轮	1 亿美元	Crescent Group
2	健一网	2014 年 6 月 1 日	A 轮	3 亿元人民币	上海国际创投 SIGVC
		2014 年 3 月 25 日	Pre - A 轮	未披露	天诚创投
3	1 药网	2018 年 4 月 26 日	战略融资	5000 万美元	通和毓承
		2015 年 10 月 16 日	D 轮	10 亿元人民币	未披露
		2015 年 1 月 29 日	C 轮	4.5 亿元人民币	未披露
		2013 年 12 月 19 日	B 轮	数千万元人民币	未披露
		2013 年 9 月 12 日	A 轮	数千万元人民币	常春藤资本
		2010 年 3 月 1 日	未披露	未披露	信中利资本 锴明投资
4	康爱多	2014 年 9 月 1 日	并购	3.5 亿元人民币	未披露

续表

序号	公司	投融资情况			
		时间	轮次	金额	投资方
5	七乐康	2019 年 4 月 10 日	战略融资	未披露	苏高新创投 通用创投
		2018 年 8 月 1 日	战略融资	未披露	高特佳投资
		2017 年 10 月 30 日	战略融资	未披露	中科招商
		2017 年 2 月 15 日	C 轮	未披露	中卫基金、红杉中国、京东金融、景林投资、东方证券、力合股份、分享投资、清控银杏、九合创投
		2016 年 7 月 22 日	待披露	未披露	邦盛资本
		2015 年 11 月 6 日	B 轮	约 6 亿元人民币	步长制药
		2014 年 12 月 16 日	A 轮	3 亿元人民币	江苏高科技投资集团 长江国弘 启迪创投
6	国药网	2017 年 7 月 5 日	A 轮	1.2 亿元人民币	云峰基金 朗盛投资
		2016 年 9 月 22 日	天使轮	未披露	复星医药 国大药房 国药控股
7	桐君阁 医药网	2016 年 3 月 10 日	战略融资	27.8 亿元人民币	招商昆仑 谌朴守仁 欧擎集团等
8	360 好药	2016 年 5 月 26 日	A 轮	1 亿元人民币	礼来亚洲基金 软银中国资本
9	阿里健康	2019 年 5 月 23 日	战略融资	22.7 亿港元	阿里巴巴 蚂蚁金服
		2014 年 10 月 21 日	IPO 上市	未披露	公共股东
		2014 年 1 月 1 日	战略融资	1.7 亿美元	阿里巴巴 云峰基金

数据来源：根据公开资料整理。

表 4-7 医药电商 B2B 企业融资情况

序号	公司	投融资情况			
		时间	轮次	金额	投资方
1	药师帮	2018 年 12 月 16 日	D 轮	1.33 亿美元	Tiger 老虎基金（领投） H Capital DCM 中国 冲盈资本
		2018 年 6 月 14 日	C 轮	4.2 亿元人民币	顺为资本领投， 松禾资本、高捷资本 跟投（C1 轮） DCM 中国领投， SIG 海纳亚洲创投基金 跟投（C2 轮）
		2017 年 2 月 8 日	B 轮	1.1 亿元人民币	松禾资本、复星医药、 同威资本、常春藤资本、 久盛创投
		2016 年 4 月 5 日	A 轮	7100 万元人民币	复星医药领投， 常春藤资本跟投
		2015 年 5 月 10 日	Pre-A 轮	1000 万元人民币	常春藤资本 绵阳威盛
2	珍诚医药	2014 年 12 月 5 日	C 轮	2.71 亿元人民币	康恩贝
		2014 年 7 月 31 日	B 轮	1 亿元人民币	华睿投资
		2012 年 12 月 21 日	A 轮	未披露	国药资本
		2010 年 12 月 28 日	战略融资	未披露	和瑞控股
		2009 年 4 月 30 日	天使轮	3000 万元人民币	华睿投资
3	我的医药网	2017 年 12 月 21 日	C 轮	5 亿元人民币	华盖资本 平安创新投资基金
		2015 年 5 月 18 日	B 轮	未披露	挚信资本 复星锐正资本
		2012 年 7 月 26 日	A 轮	数百万元人民币	平安创新投资基金

续表

序号	公司	投融资情况			
		时间	轮次	金额	投资方
4	未名企鹅	2017 年 6 月 5 日	A + 轮	数千万元人民币	红石诚金领投，成为资本、经纬中国跟投
		2017 年 2 月 20 日	A 轮	数千万元人民币	常青基金、成为资本领投，经纬中国、创合汇投资等跟投
		2016 年 3 月 30 日	天使轮	数千万元人民币	经纬中国

数据来源：根据公开资料整理。

表 4 - 8　医药电商 O2O 企业融资情况

序号	公司	投融资情况			
		时间	轮次	金额	投资方
1	上药云健康	2016 年 3 月 20 日	A + 轮	1.35 亿元人民币	软银中国资本、盛太投资
		2015 年 8 月 18 日	A 轮	11.12 亿元人民币	上海医药、京东金融、IDG 资本
		2016 年 3 月 9 日	A + 轮	1 亿元人民币	上海医药以及自然人季军
2	快方送药	2017 年 4 月 18 日	战略融资	6000 万元人民币	步长制药
		2015 年 9 月 17 日	B 轮	2 亿元人民币	天图资本
		2015 年 6 月 22 日	A 轮	5000 万元人民币	竞技创投
		2014 年 12 月 11 日	天使轮	数百万元人民币	九合创投
3	叮当快药	2019 年 3 月 28 日	C 轮	6 亿元人民币	招银国际 中金资本 软银中国 国药中企 华兴资本
		2018 年 1 月 29 日	战略融资	3 亿元人民币	软银中国资本
		2016 年 12 月 29 日	A 轮	3 亿元人民币	同道资本
		2015 年 6 月 29 日	Pre - A 轮	数千万元人民币	春风创投
		2014 年 9 月 1 日	天使轮	500 万元人民币	仁和药业

医药电商行业作为"互联网＋医疗健康"中的重要领域，是电子商务行业一个尚未完全开发的细分市场，其市场规模庞大，在未来仍然具有较大的增长潜力，其从初始至今受到了资本的广泛关注和持续热捧。尤其是在 2010 年之后，随着电子商务的逐步成熟，B2C 网上购物模式的广泛普及以及政策法规的逐步放开，医药电商吸引了更多的优秀企业、创业者和投资者的介入，成为资本角力的战场。

分析当前医药电商投融资形势，主要呈现出以下特点。

（1）单笔融资金额高，融资总量大。

医药电商因其处在特殊的细分市场，各种模式医药电商或追求较大规模和影响力，或面临着准红海市场的激烈竞争，或要追求高质量的线上线下服务，这些都使医药电商具有了资本壁垒高的行业特点，因而多数医药电商企业都进行了多轮的融资，且单笔融资金额较高。

部分医药制造、批发或零售企业虽未公布其在医药电商领域布局的投资和融资情况，但有很多已是公开发行股票的大型上市公司，实力雄厚，具有较强的资本运作能力。

（2）B2C 模式医药电商更加受到投资机构的青睐和追捧。

B2C 医药电商是医药零售经营环节的电子商务化，相较于 B2B 模式来说经营规模相对较小，对资本要求较小，经营模式更加简单，行业经验比较丰富，因而具有进入壁垒较低的特点。而这也在一定程度上降低了它的投资风险性。较低的进入壁垒和较低的风险使 B2C 模式医药电商成为投资机构介入该行业的重要目标，投资机构的广泛介入也使 B2C 模式医药电商的投融资情况相对于 B2B 模式医药电商而言更加分散。

（3）医药电商市场格局逐步稳定。

根据观察，医药电商行业度过了创业和布局的井喷期，整体进入到平稳发展的成熟期，市场逐步沉淀，高壁垒、激烈竞争、可能出现的融资困难使得新入场的企业减少。具体到投融资情况来说，近几年医药电商的投融资事件趋于平缓，大多数的医药电商企业已经完成了 A 轮或 A 轮以后的融资，投资机构也多多少少已经完成了在医药电商行业的资本布局，医药电商行业的投融资情况逐步进入一个相对稳定的阶段。

5. 市场分析

（1）产品种类。

根据国家发布的《药品经营许可证管理办法》《医疗器械经营企业许可证管理办法》《药品网络销售监督管理办法（征求意见稿）》《医疗器械网络销售监督管理办法》《互联网药品信息服务管理办法》等相关政策规定和统计报告，可将医药电商被许可销售的产品按照其性质不同划分为西药类、中成药类、其他类（主要包含保健品、化妆品及个人护理用品、计划生育及成人用品等）、中药材类、化学试剂类、医疗器材类及玻璃仪器类等几个品类。

①B2B 模式医药电商产品种类分析。中国商务部发布的《药品流通行业运行统计分析报告》提供了 2016—2017 年 B2B 模式医药电商的业务销售结构统计（见图 4 – 11、图 4 – 12）。从统计结果可以看出，西药类药品在 B2B 医药电商产品结构中份额排名第一，其销售占比显著高于其他产品，并呈现上涨趋势。西药类药品份额 2017 年较 2016 年上涨了 4.6 个百分点，中成药类占比下降了 3.7 个百分点。在我国医药市场上，各级医院占据了医药销售终端的主要份额，零售药店占比较小，从趋势上来看，B2B 医药电商整体销售结构比较稳定，变动不大。

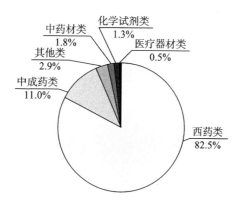

图 4 – 11　2016 年药品流通直报企业 B2B 业务销售结构

②B2C 模式医药电商产品种类分析。中国商务部发布的《药品流通行业运行统计分析报告 2017》和《药品流通行业运行统计分析报告 2016》

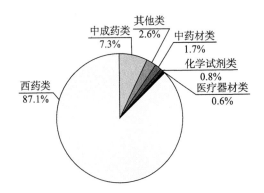

图 4－12　2017 年药品流通直报企业 B2B 业务销售结构

显示（见图 4－13、图 4－14），在 B2C 模式医药电商的产品销售结构中，西药类、医疗器材类和其他类（主要包含有保健品、化妆品及个人护理用品、计划生育及成人用品等）的产品占比较大，且分布相对平均，三者合计占总规模的 80% 左右，化学试剂类和玻璃仪器类产品所占比例微乎其微。从趋势上来看，西药类药品在 2017 年相比 2016 年提高了近 10 个百分点；医疗器材类产品提高了 4.5 个百分点。而中成药类、其他类、中药材类等种类的产品所占的比例出现不同程度的下降，其中中成药类药品下降了 7.1 个百分点，中药材类的产品占比下降了 0.8 个百分点。

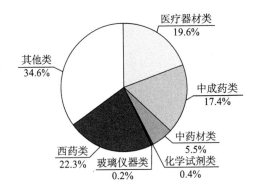

图 4－13　2016 年药品流通直报企业 B2C 业务销售结构

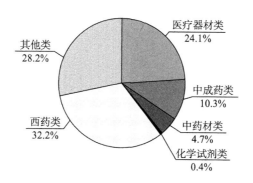

图 4 – 14　2017 年药品流通直报企业 B2C 业务销售结构

结合整个药品流通行业的产品销售结构来看，因家用医疗器械具有性质相对稳定、技术相对成熟、可靠性相对较高、单品价格相对较贵的特点，以及不是线下零售药店和医院药房的主要销售产品的缘故，家用医疗器械占据和侵蚀线下销售份额的实力较强、难度较小，具有成为医药电商市场更加重要的销售品类的潜力和倾向。另外，包含有保健品、化妆品及个人护理用品、计划生育及成人用品等的其他类产品，虽出现了所占比例相对下滑的趋势，但其仍有保持相对稳定的销售比例的基础，出现连续多年大幅度下降的可能性不大。与具有治疗作用的西药药品在一定情境下可能出现的用药紧急的需求特点相比，其他类产品的时效性、紧急性较弱，其性质使其更适于网上购买；部分其他类产品具有一定的私密性，消费者出于对隐私的保护，可能更倾向于在网上选购该类产品。随着"养生保健""主动预防，追求健康"等观念的深入和普及，人们对于保健品的态度更加开放和积极，这也将会维持和提高人们对于其他类产品的市场需求。

根据相关资料和收集到的用户消费数据，分析在 B2C 端占比最大药品类产品（包含中成药类和西药类）的销售情况，呈现了慢性疾病用药消费逐渐成熟、低价家庭常备药销量大的较为明显的特点。诸如心脑血管疾病、皮肤病、肠胃病、肝病和风湿骨病等慢性疾病患者具有用药习惯较为成熟和固定的特点，容易呈现出消费者持续、多次购买的可能性，形成较为稳定的消费人群和市场；另外，慢性疾病用药的人均消费相对较高，B2C 端的慢性疾病用药消费市场将会愈加重要和成熟。B2C 医药电商面临着同类竞争对手较多和与线下零售药店争夺市场的双重压力，在运营初期采取低价策略成为行业的普遍现象。另外，针对治疗感冒发热、肠胃疾病、跌打损伤等的家庭常备药本身需求稳定、价格较低，在这样的情况下形成了家庭常备用药价格低、销量大的特点。

③O2O 医药电商产品种类分析。O2O 医药电商作为线下实体零售药店和互联网交叉结合的一种销售模式，不同产品种类的销售情况与线下零售药店及 B2C 模式医药电商具有一定的相似性。O2O 医药电商可以提供便捷、快速的送药上门服务，解决了用户外出购药不便的痛点，所以不同产品种类的销售情况又呈现出了一定的独特性。

O2O 医药电商销售的产品种类主要包括用于感冒发热、解热镇痛、肠胃疾病、跌打损伤等方面的西药类或中成药类药品以及计生类用品。O2O 医药电商平台上用于治疗感冒发热、解热镇痛、肠胃疾病等的药品购买行为反映了消费者用药的紧迫性或外出不便性。其中，儿童药品占有一定比例，这与患儿家长忙于陪护而不便外出购药的 O2O 医药电商使用场景相对应。O2O 医药电商销售的医疗器械产品主要是以创可贴、退热贴、棉签等小型、低价、便携、常备的医疗器械为主，与 B2C 医药电商所销售的血压计、血糖仪等产品体积相对较大、单品价格相对较高的医疗器械相比呈现出了 O2O 医药电商的特色，这反映了 O2O 医药电商和 B2C 医药电商的模式定位不同。总的来看，O2O 医药电商呈现出的产品种类销售结构情况与其一直标榜的便捷、快速的服务模式特点是相吻合的。

（2）企业分布。

①医药电商企业的地域分布。

我国的医药电商企业主要分布在东部和南部沿海地区，西北地区分布较少。其中北京市及以广东省、江苏省、山东省、浙江省等为代表的东部地区拥有全国最多的医药电商企业，成为医药电商企业布局的主要地区；东北地区和中部地区表现较为平均，落后于东南地区；西部地区除四川省和重庆市表现较为亮眼外，其余地区尤其是西北部地区医药电商企业的分布数量很少，发展很不充分。

其中，广东省医药电商企业超过 100 家，在全国排名第一位；浙江省和江苏省紧随其后。北京市列第四位，但考虑到北京市的人口数量和经济发展水平，北京将是我国医药电商企业密度最大、发展最活跃的地区。作为人口和经济大省的四川和山东的医药电商企业数量也位居前列，与广东省、浙江省、江苏省、北京市形成较为明显的头部阵营。广东省和北京市医药电商行业发展速度较快，在 2000 年就被选作药品电子商务试点，广东省已成为拥有医药电商企业最多的地区，北京市成为医药电商企业密度最大的地区。

医药电商领域出现上述的企业分布情况是与我国的区域经济发展状况相一致的。东部地区的经济发展水平和科技实力水平显著，市场环境支持度较高，在这样的条件下易于孕育产生新的业态；中西部地区经济发展相对滞后，导致医药电商行业发展相对缓慢。医药电商企业分布较多的几个省市，呈现出经济发展水平较高、互联网经济繁盛、医药行业发展态势积极和市场规模可观几个特点。医药电商的发展需要持续的资本投入，因而容易出现在经济发展水平高、资本积累充实的地区。医药电商是医药行业和互联网行业的交叉领域，互联网经济和医药行业发展较好的地区更容易出现和聚集医药电商企业，而这与医药电商的参与者多是互联网企业或医药生产、医药流通企业的市场现状相一致。在东部地区和四川、重庆等地，人口数量庞大、消费水平较高，易于形成一定规模的市场需求，有利于医药电商行业的发展。另外，截至 2017 年 9 月 29 日国务院取消医药电商 A 证之时，全国共有 49 家医药电商 A 证执证企业，其中北京有 18 家，这也从侧面反映出医药电商尤其是 B2B 医药电商在行业发展的早期对政策较为敏感，受政策影响较大。

②医药电商企业规模分布。根据医药电商的成立时间、投融资情况、注册资本、区域覆盖范围、产品经营规模以及上市情况等可推断目前医药电商行业中企业的规模情况。

在 B2B 医药电商领域，企业规模普遍较大，比较有代表性和影响力的有益药购、九州通网和我的医药网等。益药购是上海医药下属公司的 B2B 医药电商平台，上海医药已经实现在上海证券交易所和香港交易及结算所有限公司完成上市。上海医药作为一家集医药制造、批发、零售于一体的大型国有控股医药企业，在海内外拥有多家医药制造基地，为 20000 余家医疗机构提供服务，在全国 16 个省（区、市）拥有近 1900 家零售药房，还有自建自营的物流配送公司。九州通网是隶属九州通医药集团的 B2B 医药电商平台，九州通医药集团是全国最大的民营医药流通企业，已经在上海证券交易所上市，2017 年全年营业收入 7394289 万元，在全国省级行政区规划投资建成了 31 个省级医药物流中心，81 家地市级分销物流中心，构成了全国性网络，同时在全国范围内拥有 953 家零售药店（含加盟店），是目前全国医药流通企业中营销网络覆盖区域最广的企业之一。"我的医药网"是北京融贯电子商务有限公司旗下的 B2B 医药电商平台，已经完成了 C 轮融资，前几轮融资总额近 10 亿元，在线销售产品种类达 20000 多种，服务范围基本覆盖全国，综合服务能力也已经比较完善。

在 B2C 医药电商领域，企业规模相较于 B2B 医药电商企业相对较小，各个企业之间的差距不大，都有一定的实力和规模为消费者提供较为良好的购药体验，比较有代表性的是 1 药网、健客网、好药师、七乐康、阿里健康大药房、康爱多、京东、健一网、老百姓大药房等。这些 B2C 医药电商企业大多已完成多轮融资，各自的融资总额已达到上亿元，所销售的产品种类覆盖中西药品、保健品、医疗器械、个人护理用品、隐形眼镜等多个品类，经营配送范围覆盖全国，消费金融、移动支付配套完善。

在 O2O 医药电商领域，涉足企业和形成规模的企业较少，比较有代表性的企业是叮当快药、京东到家和快方送药等。叮当快药的创始人杨文龙是仁和集团董事局主席，目前叮当快药已经累计完成 6 亿元以上的融资，在北京、上海、广州、深圳等全国七个城市上线了"28 分钟送药上门"服务，其他城市 1 ~ 5 天内送药上门，产品种类丰富。京东到家是纳斯达克上市公司京东集团重点打造的 O2O 生活服务平台，在 O2O 医药电商方面，其与国大药房、大参林、好药师大药房、老百姓大药房、益丰大药房、海王星辰等十几家医药连锁零售企业达成战略合作，完成线下实体店体系布局，覆盖全国 40 多个城市。

（3）盈利模式。

目前医药电商行业普遍存在盈利状况不容乐观的现象，很多医药电商企业的盈利逻辑还有待市场验证。医药电商行业与普通电商行业既存在相同之处，也有其各自的特点（见图 4 - 15）。

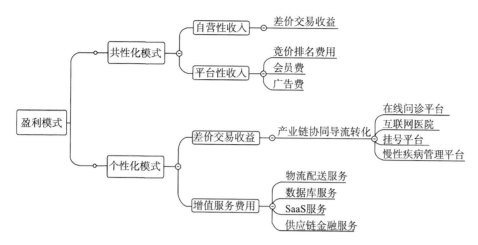

图 4 – 15　医药电商盈利模式

①共性化模式。对于 B2B 医药电商而言，其在医药电商的转型是指 B2B 医药电商作为医药产品分销商通过网络向各级医疗机构、零售药店批发销售药品、医疗器械、保健品等产品以取得收益。B2B 医药电商的布局者多为传统的大型医药分销企业，通过互联网平台将线下业务转移到线上进行，既能展示企业形象，又可减少中间环节和销售成本，提高自身效率、扩大市场规模以提高收益。

对于 B2C 医药电商而言，其表现模式为流量驱动型。遵循电子商务行业"销售额 = 流量 × 转化率 × 客单价"的盈利逻辑，通过引入大流量来转化成实际购买行为，实现盈利。

对于 O2O 医药电商而言，其高度依赖线上和线下的融合和相互促进，如叮当快药采用的是同零售药店合作和自建线下网点并行发展的策略，快方送药实行全线下网点自营，京东到家主要是同零售药店进行合作。

这些不同营销模式的医药电商平台除赚取医药交易差价收入外，也对入驻的第三方药店收取会员费或门槛费，提供的广告、竞价排名服务也收取费用等。

②个性化模式。产业链协同导流模式。医疗行业具有一定的特殊性，不同医疗环节之间的关联密切，很多医药电商与其他互联网医疗行业深度融合，打造产业链闭环，在患者从医到药再到养的过程中谋求医药电商环

节的盈利机会。医药电商与网络挂号、在线自诊、互联网医院、慢性疾病管理等平台加强合作，参与解决其中的用药环节，联合其他医疗环节导入较为稳定和高质量的客户流量并产生交易和购买行为。

增值服务获利模式。B2B 医药电商向客户提供高质量物流配送服务、供应链金融服务、SaaS 服务及数据库服务等增值服务以争取客户。

6. 企业案例❶

根据医药电商企业自身的背景和性质，大致将行业内的医药电商企业划分为传统互联网巨头的布局、传统医药企业的布局及新兴医药电商企业三类，对其中各类的代表企业进行企业案例分析。

（1）传统互联网巨头的布局。

在中国互联网经济的发展过程中，孕育诞生了一批拥有先进互联网技术、丰富互联网运营经验和深厚资本基础的互联网巨头公司，这些互联网巨头公司逐步开拓业务范围，将触角伸向"互联网＋医药流通"领域，代表者有阿里巴巴和京东。

阿里巴巴投资成立的阿里健康负责阿里巴巴在互联网医疗健康产业领域的布局，其业务涵盖了互联网医疗、医药电商、产品追溯、互联网保险等多个方面。在医药电商领域，阿里健康凭借其强大的资本运营能力、广泛的互联网渠道建立了阿里健康大药房，并运营着原属天猫商城旗下的天猫医药馆；在 O2O 医药电商方面，阿里健康与其他 17 家单位共同发起了中国医药 O2O 先锋联盟。根据阿里健康 2018 年公司年报，其自营健康产品销售收入达到 21.491 亿元，线上自营店（阿里健康大药房、阿里健康海外旗舰店和阿里健康旗舰店）年度活跃消费者超过 1500 万人，运营的天猫医药馆的商品交易总额（GMV）已接近 400 亿元。

京东在医药电商的布局覆盖了 B2B、B2C、O2O 三个领域，成为医药电商领域为数不多的覆盖所有模式的全产业链布局者。2011 年，京东和九州通合作，合资重新组建好药师，布局医药电商。目前京东的 B2B 医药电商平台是京东医药（药京采），在 B2C 医药电商方面的布局有京东商城的

---

❶　关于企业案例的介绍来自企业官方网站和相关平台资料，本书作者对企业发布的信息真实性不负保证责任。

平台式电商和自营的京东大药房，在 O2O 方面的布局是京东到家。在综合服务能力方面，京东依靠其京东金融为用户提供优质的供应链金融和消费金融服务，凭借其自有物流体系和达达－京东到家的众包物流体系为用户提供 B2B、B2C、O2O 全模式的配送服务。

此外，美团和饿了么两家提供即时配送服务的 O2O 企业，凭借其在 O2O 领域的深厚基础和高效的配送团队，联系线下实体药店和成人用品店为用户提供送药上门服务。另外，叮当快药和快方送药也已接入美团和饿了么平台，通过这两家外卖平台搭建宣传渠道并提供自己的 O2O 医药电商服务。

（2）传统医药企业的布局。

医药电商是传统的医药流通行业的互联网化，在这个过程中不乏大型的制药企业、医药分销批发企业及医药零售连锁企业通过建立线上电子商务药店来打造垂直电商平台，谋求在自己最擅长的领域，利用互联网技术创造更大利润，在广阔的大健康产业当中分一杯羹。这些既有中国医药集团总公司、上海医药集团股份有限公司等大型的涵盖研发、生产、分销、零售的国有控股医药巨头，也有九州通、仁和药业、一心堂等大型民营医药企业，还有益丰大药房、老百姓大药房、海王星辰等连锁零售药店。传统医药企业在医药电商布局的特点是开拓医药销售的互联网渠道，将自身的分销或零售业务向线上扩展，扩大市场份额。

中国医药集团总公司（以下简称"国药集团"），以医药、医疗器械等产品的研发、生产、分销、零售为主业。国药集团电商体系有 B2C 模式的国大药房、B2B 模式的国药商城，以及国药 1 健康、国控广州药网等业务板块，其中国药在线居中起承上启下作用，拟打造集 B2C、O2O、B2B 服务于一体的垂直电商服务平台。

上海医药集团股份有限公司（以下简称"上海医药"）是国有控股医药产业集团，涉及研发、制造、分销、零售等领域，目前已在上海和香港上市。上海医药在医药电商方面的布局包括 B2B 医药电商模式的益药购，旗下的上药云健康涉足 O2O 医药电商。上药云健康在积极布局电子处方、互联网医院、医疗金融等行业，谋求实现互联网医疗健康产业的全面布局。

九州通医药集团股份有限公司（以下简称"九州通"）2010 年在上海证券交易所挂牌上市，旗下医药电商品牌包括 B2B 的九州通医药网和 B2C 的好药师网。九州通基于其自有配送物流网络、发挥产业链整合能力为其企业级用户或个人消费者提供服务。

仁和（集团）发展有限公司（以下简称"仁和集团"）产业布局覆盖制药产业、健康产业和医疗产业等。其拥有自身的 B2B 模式的电子采购平台，负责推进企业自身的采购招标业务的电子化。在 B2C 端，仁和集团的主要布局有产品种类和品牌全面的仁和药房网，用于仁和集团旗下品牌的自产自销的仁和大健康商城，以及旗下品牌在天猫、京东两家 B2C 医药电商平台设立的网上药店。

（3）新兴医药电商企业。

新兴医药电商企业兼具有互联网企业和医药企业的特点，又区别于传统的互联网巨头和医药企业。新兴医药电商企业布局的主要领域是医药电子商务这一细分市场，是在医药电商逐步放开的背景下开设公司参与市场竞争的新兴互联网企业，有别于传统医药企业"线上线下并重"或"线上是线下的有益补充"的策略，新兴医药电商企业从一开始就专注于线上业务，较少涉及线下的物流配送、连锁药店乃至产品生产研发等的自主建设。这些医药电商企业数量可观，医药电商 B2B、B2C、O2O 三种模式都能看到这些公司的身影，它们凭借前沿的互联网思维、高效的营销策略，专注于医药电商细分市场，有着传统的互联网巨头和医药企业所不具备的优势，成为医药电商企业中重要的一部分。

1 药网是广东壹号大药房连锁有限公司下属品牌，是 111 集团的 B2C 医药电商平台，其具有传统互联网巨头和新兴医药电商企业的背景和特质，1 药网前身是 2008 年创建的国内首家网上超市 1 号店旗下的一个独立子频道。之后，111 集团陆续推出 B2B 医药电商"1 药城"和互联网医院"1 诊"，并在美国纳斯达克交易所挂牌上市。

叮当快药是 2014 年仁和集团在北京投资创立的 O2O 医药电商企业，2015 年年初平台正式上线。叮当快药根据自建药房和合作药店所能辐射的最远距离和实际路况划定了电子围栏，科学精准地规划了配送范围，在部分地区向用户提供 28 分钟免费送药上门服务。目前叮当快药已经完成多轮融资，融资总额超 6 亿元。

7. 行业痛点

（1）行业日常消费具有低频次特点，短期内重复购买率有限。

药品区别于普通的日常消费品，作为一次性或长周期性消费品，属低频次购买对象，消费者购买药物可能因为季节性过敏，或是突发性感冒，抑或是储备急救药品等用途，这类消费行为属于短期消费行为。此外，还有一些消费者购买保健品或慢性疾病药物属于持续性消费行为，但这类群体毕竟占比不大，短期内重复购买率较低，同时也面临来自在线诊疗平台的竞争。新冠肺炎疫情期间虽然市场规模暴增，但疫情过后平台的日销售量仍然会回归平静。因此从市场角度来看，交易金额和数量难以与普通消费品匹敌，受疫情影响客户群体有所增长，而各网上药店为了竞争客流、形成稳定的客户群体，也会采取促销推广和低价销售的策略，为医药电商企业带来较高的获客成本和维护成本。

（2）药品安全性和信息真实性是行业重点关注的问题，监管机制有待进一步完善。

近年来，药品安全领域和医疗卫生领域问题多发，由此引发的社会关注和信任问题无疑会对方兴未艾的医药电商行业产生压力，而医药电商本身安全性原则和远距离交易模式的特点放大了消费者的关注度和对行业的敏感度。药品安全始终是消费者最关注的问题，产品安全性问题是影响医药电商行业发展速度的重要因素。此外，与产品安全直接相关的即信息的真实程度，互联网这一虚拟的交易平台在便利生活的同时也成为虚假信息发布和违法违规交易的重要利用工具，信息的有效性和药品自身的安全性是医药电商行业健康持续发展的驱动力量。目前，我国在医药电商方面的法律法规仍不完善，源于行业起步阶段的性质和法律监管的滞后性，未来根据行业发展方向和逻辑，建立严谨的监管机制、加强行业监督是行业发展的健康保障。

（三）数字人

人类的祖先为了解读其生命密码，用了最原始的办法即将人体肢解，以了解人体的各个部分，然而一旦将人体分隔开就很难再干预治疗其中的问题了。这是因为生命是一个整体，解决问题需要联合分析。到了现代，生命科学研究成果的爆炸式发展，为人类提供了大量生命整体性分析和解决问题的证据。目前，医疗信息采集呈现碎片化和高度细分化的特性，如分子水平分析、生理机能分析等，这些碎片化的信息可以将疾病的发生发展进行综合分析，找出相互之间的关联性并做出系统化解答。"数字人"的概念由此应运而生，它标志着信息化医疗的理论发展进入了更深层阶段，以此为基础也出现了更加复杂的智能工具。

1. 概念

早期数字人指将人体结构数字化，通过计算机技术和图像处理技术，在屏幕上展现出一个看似真实的模拟人体，再进一步将人体功能性的研究成果加以数字化，由信息科学家将其转变为计算机的语言符号，赋加到这个人体形态框架上，经过虚拟现实技术的交叉融合，通过操作者的调控，这个"虚拟人"将能模仿真人做出各种各样的反应。据公开资料显示，数字人呈现四个发展阶段：可视人、物理人、生理人、智能人，通过跨学科交叉研究精确模拟人体宏观和微观结构。具体到医学领域的应用，数字人注重技术在解剖、物理、生理等方面的渗透。

随着智能技术的发展和医疗信息理论的逐步深入，数字人也有了新的定义。简单来讲是将生物人体进行数字化备份，其应用方式是将人体的生理数据，包括检验数据、影像数据以及与健康状态相关的生命历史数据（包括疾病史、生活方式等），通过大数据分析并利用人工智能技术手段，构建为完整的人体数字化模型。因此，数字人也称为虚拟人体、数字化双胞胎等。

2. 发展历程

关于数字人的发展可以追溯到1898年，当时美国国家医学图书馆提出"可视人计划"，委托科罗拉多大学研究建立人体形态学资料的检索系统，并于1994—1996年成功建立两例。而我国也逐渐认识到数字人的重要性并将其列入"863计划"，于2002年成功采集可视人体数据集。2005年，欧洲的科学家提出虚拟人计划，适用现代计算机技术将人体大数据进行收集、归纳、深度挖掘。随着生命科学的发展，近年来人体内外的数字相关性分析成为主流，生物信息学为此注入了巨大的发展动力。专家预言，在2022 年，几乎所有的人体健康方面的信息将会呈现数字化。未来，疾病的诊断和治疗对数字化人体数据的依赖程度将达到 100%。在医学发展历史中，人类将进入完全的数字化时代，"你的数字化信息，你的个性化信息"等将成为人们常用词语，最终代替"你的信息"。

3. 数字化基础

数字化虚拟人构成人体形态学信息研究基础，与人体生理系统密切相关。从宏观上来看，人体的构成已经有了明确数字，包括 206 块骨骼、639块肌肉、8 大系统、36 个器官，表现为心跳每秒钟 60 ~ 100 次，呼吸每分钟 16 ~ 20 次；微观上，人体由 40 万亿 ~ 60 万亿个细胞组成，每 120 ~ 200天（神经组织细胞除外）更新一次，每 6 ~ 7 年就要全部更换成新的细胞，血细胞每 120 天更新一次，皮肤细胞每 14 天更新一次，人体 23 对染色体里共有 6.5 万 ~ 12 万个基因，人体肠道有 10 万亿个细菌等。这些数据不仅影响着医学研究和临床诊疗活动，对于人工智能也尤为重要，因为人工智能对数字的处理能力远远超过人类。这些数字的生理意义通过它们之间的链接和相互关联引出更大发现。如最近发现脑细胞的数字化原理，对于生命科学以及人工智能的发展都有着鲜为人知的指导意义。

人体生理功能的数字化很早就在多个科学研究领域进行应用。如随着生物信息学的大发展，伴着基因组学的研发才有了今天的临床应用。生物信息学利用应用数学、信息学、统计学和计算机科学的方法研究生物学的问题。1990 年美国能源部发起的人类基因组计划是一项规模宏大、跨国跨学科的科学探索工程。其宗旨在于测定组成人类染色体（指单倍体）中所包含的 30 亿个碱基对组成的核苷酸序列，从而绘制人类基因组图谱，并且辨识其载有的基因及其序列，达到破译人类遗传信息的最终目的。截至2005 年，人类基因组计划的测序工作已经基本完成（92%），被认为是人类基因组计划成功的里程碑，生物信息学由此开始，全球诸多大学开设了生物信息学课程。据统计，现在从事生物信息学应用的人才大多是具有生物计算机技术及应用能力的应用型、复合型生物医学信息学等专门人才。近年来飞速发展的微生物组学对于生物信息学有了更高的要求，也对相关人才有了更大的需求。

4. 应用领域

早期阶段，数字人的应用非常简单，即将人体数据收集起来进行数字化传送。随着新技术的发展，有了更多更好的处理数据方法和工具，通过数据分析变为知识积累，加速人们对人体疾病的了解，使得个性化医疗及预防保健成为可能。

数字人的应用及研究进展主要体现在以下几个方面：对疾病早期诊断的作用，对疾病治愈率的提升，对药物研发的加速，对临床医疗服务的增效，对医疗政策制定的协助，对个性化医疗/精准医学的实现，对自我保健的帮助。

（1）对疾病早期诊断的作用。

临床检测为人体生理功能数字化提供了多种手段，也是现行医疗服务机构使用最多的人体数字诊疗方式。如以西方医学为主的临床医院、门诊、体检中心都要对患者进行化验，化验结果可产生大量的数字诊疗信息，这些信息成为疾病诊断和治疗监测的基础数据，医生通过数据结合症状对疾病做出诊断。如糖尿病的症状通常不明显，但是通过化验数据能够帮助诊断，糖尿病诊断标准是空腹血糖大于 7.0mmol/L，餐后两小时血糖大于 11.1mmol/L；高血压也是通过测量数据在没有症状的情况下被诊断出来，高血压的诊断标准是收缩压 ≥ 140mmHg（18.7kPa）和（或）舒张压 ≥ 90mmHg（12.0kPa）；肝功能异常、肾功能异常等诊断都是通过明确的化验数据才可以得出。因此，生理功能数字化离不开化验室的检验项目。

（2）对临床医疗服务增效的应用。

近年来，影像学数字化有诸多成功案例。影像学数字化的成功与现代数字影像的成熟应用密切相关，影像学是以图像来提供信息，如数码相机、数字成像仪器，其图像背后都是数字组合和排列。现在，对图像的修饰已经普及到手机上，每个人都可以随意修改图像，打造新型图案。截至目前，医学常用影像仪器几乎都完成了数字化，最典型的 X 射线照相，由早年的 X 射线感光照片发展到 DR、CT、超声仪器、磁共振仪器、骨密度仪器等，这些都是数字化的结果。

（3）对人体保健的应用。

与人体健康状态相关的信息有很大一部分仅靠仪器是无法采集到的，

如环境、饮食、生活方式等，这些数据往往需要靠调查问卷、可穿戴仪器来收集。然而，由于这些断气的采集方式和数字化标准不规范，对研究人体数字化的学者具有非常大的挑战。但是事实上这些是可以实现数字化的，现在已经有很多带有计步功能的软件，如"运动""我的行走""行走捐步""蚂蚁森林"等。QQ有"QQ运动""运动红包""公益捐步"等，人们通过社交软件分享自己的行走步数。研究显示，坚持每天快走1小时，可降低患大肠癌、胰腺癌、前列腺癌的风险。人体睡眠监测仪器显示，人的睡眠存在深度睡眠和浅睡眠，这是一个由浅入深的过程。第一阶段为初睡期，肌肉放松，内脏器官平稳；第二阶段为浅睡眠期，即刚进入睡眠状态，此阶段最容易醒来，睡眠状态还不是特别稳定；第三阶段为中度深睡眠期，在此阶段人的意识会消失，时间约为1小时；第四阶段为深睡眠期，睡眠进入较深沉的阶段，时间约为30分钟。深度睡眠状态下的人，身体和大脑都处在完全放松的阶段，是对体力和脑力的终极恢复。深度睡眠对稳定情绪、恢复精力、平衡心态等都是非常重要的。在深度睡眠状态下，人体内产生的抗体有增强抗病能力的作用。整个夜晚的睡眠过程基本上是这四个阶段的反复交替进行。不同人群的深浅睡眠时间是不同的。睡眠质量好的人群通常深度睡眠时间较长，在睡眠状态中可以得到彻底放松；而睡眠状态不好的人群难以在睡眠状态中得到精神恢复，常常在第二天依然疲惫、精神乏力。婴儿的睡眠也是有深浅的，只是时间的长短与成人有所不同。睡眠监测领域的可穿戴设备正在为我们提供越来越多的监测方式，使得数字化更加便捷和准确，为监测睡眠质量和制订睡眠质量方案提供更多的依据。

一个人生理生化结构，甚至心理状态认知能力都可以被数字化，实现从头到脚的数字化。人体数字化的内容不仅包含整个人体，还有人体的病史、家族遗传、生活环境、人际关系、饮食、生活方式、生理生化指标等。人体的数字化模型重点在于将收集到的数字化信息关联起来，这个挑战需要医学家、数学家等多学科专家应用数字技术共同完成。

5. 行业痛点

信息的非标准化和传统医学的模糊诊疗理念使得数字人进程迟缓。

无论是采集患者体征信息、症状信息，还是患者主诉信息，都是模拟信息，这就使得将这些信息数字化难度增大。因此，人们以各自定义模拟信息与数字之间的关系来解决这个问题。行业没有标准化的方法来对临床病历信息进行数字化，这同样是人工智能面对模拟临床信息的困境。患者对于数字化信息期待较多，这是因为数字化浪潮在过去十几年中，已经在各行各业普及开来。人们的生活已经越来越被数字包围。但是，医疗机构对于数字化进程推进较慢，加上诊疗规范的约定，医疗行业监管的严谨性也制约了数字化技术在医疗行业的应用。了解人体本来就是很模糊的，特别是针对疾病状态，所以以模拟信息作为模糊状态的展现形式自医学起始就一直为世人接受。西方医学由于将数学、物理、化学、生物学等基础学科融合起来解决问题，有较好的数字化基础。中国的传统医学就大不一样了。中医的模糊感念远胜于西医，这就使得中医数字化更加困难。甚至人们已经熟悉了中医的模糊诊疗方法，一旦数字化地进行解释，反倒让人们难以接受。诸如寒热概念就无法用温度高低来解释，表里概念也无法用物理丈量法来说明。尽管如此，对采集的人体数据进行数字化，将人的全部信息整理分析形成完整的数字人，依然是被期待的。在线医疗、人工智能医疗服务、药物研发、机器人的应用无不对数字人有巨大的依赖。可以这样认为，数字人的发展将推动整个大健康产业的进步。所以解决数字人发展所面临的瓶颈迫在眉睫。

三、基于服务端－产品端的智慧医疗体系

在服务端－产品端体系中，主要体现在智慧医疗产品对医疗服务的赋能作用，重点应用如 AI 医学影像、临床辅助决策系统、虚拟助手等。

（一）AI 医学影像

医学影像是指通过各种医学成像设备，借助于成像方法，采集到目标脏器或组织等相关部位的电磁波或者声波等信号，并设法将这些信号转化形成具有可视效果的图像。医学影像是医生对患者进行病灶定位和分析的原始科学依据，也是医生诊断治疗的数字化参考资料，其所覆盖领域包含放射、核医学、放疗、手术、病理等不同科室，由于应用的技术壁垒性，

标注数据相对容易获得，因此现有的 AI 医学影像公司多涉足于放射类和病理类领域。

患者诊疗不同时间段的影像结果存在差异，医学影像贯穿于诊前、诊中、诊后不同的就医过程中，使用频次较高。多个器官和部位的检查均会涉及医学影像的检查，如对动脉、静脉、心房部位的血管摄影、心血管造影、乳房摄影等。医学影像汇集了不同技术的应用，如基于 X 射线、超声、γ 射线的计算机断层扫描 CT，正子发射断层扫描 PET，单光子发射计算机断层扫描 SPECT，利用电磁波绘制人体内部结构的磁共振成像，运用超声波和电子工程技术检查器官和病灶的医学超声波检查。医学技术和互联网技术的发展推动医学影像更加精确化，成像结果也逐渐从平面向立体化图像发展。为实现准确诊断和治疗，降低疾病误诊率，分辨率是医学影像的重要因素。据此，医学影像文件占用空间较大，影响影像结果因素较多。

从数据的角度来讲，医学影像设备和医院 PACS 系统均基于 DICOM 标准，确保了检验结果和设备的一致性，是不同医院之间实现有效传输和连接的基础。

1. 行业概述

国务院发布的《新一代人工智能发展规划》中指出，要大力发展智能医疗，研发人机协同临床智能诊疗方案，实现智能影像识别、病理分型和智能多学科会诊。首次从国家层面强调了智能影像识别的重要作用。世界卫生组织（WHO）和海通证券研究数据显示，超过 90% 的医疗数据由医学影像提供，在医学影像领域美国每年误诊人数达到 1200 万，中国约是其误诊人数的 4.75 倍；美国医学影像数据的年增长速度为 63%，中国年增长速度为 30%；而中美放射科医师数量年增速分别为 4.1% 和 2.2%，所需医师数量增速相较于医学影像数据增速差距较大。

从患者的角度来讲，人工智能基于精确算法设计标准化指标和流程，能够帮助患者更加快速和便捷地完成各项检查，如超声、磁共振、CT 等，以此保证检查结果的科学性和准确性，并根据检查结果结合图像识别技术和深度学习经验，为患者提供全面、精准的治疗方案。

从医生的角度来讲，由于目前国内外医师数量短缺且中等偏下水平的医师较多导致误诊事件频频发生，人工智能在医学影像方面的应用可有效减少因经验不足或操作方法不当导致的误诊。对于一些常见病症，智能读片技术可帮助医生快速检测病灶并定位，为医生节约读片时间而投身于更有价值的工作中。此外，人工智能在其深度学习的基础上可迅速提示相应药物可能产生的不良反应避免对患者身体造成更大的伤害，相较于其他医疗数据来说，影像数据标准的统一性使得其处理难度较小但价值较高。

从医院的角度来讲，AI 医学影像技术的应用离不开云平台的支持，医院在运用 AI 医学影像技术的同时也为其数据的存储和运用建立基础条件，其技术应用提高了医院诊断的准确性。

根据公开资料整理（见图 4 – 16），2016 年人工智能在医疗领域的投资迎来爆发期，其融资总额达到 15.30 亿元，2017 年融资金额达到 18.42 亿元，截至 2018 年第三季度融资金额达 29.20 亿元。截至 2018 年 6 月，我国医疗人工智能创业企业获总融资金额约 219.38 亿元，其投资范围主要布局在辅助诊疗、语音交互、医学影像诊断、健康管理等应用场景，其中2018 年前三季度疾病筛查和预测领域最受欢迎，其次为医学影像领域，这两个领域的企业的数量、投资及市场规模远远高于其余场景。

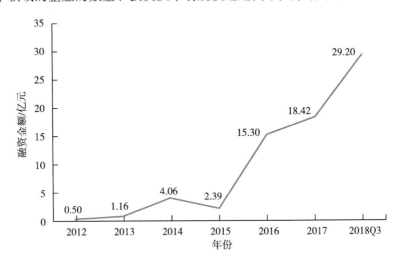

图 4 – 16　国内智能医疗融资金额

数据来源：前瞻产业研究院。

Frost & Sullivan 数据显示，2009—2015 年美国医疗影像诊断市场规模由 46.6 亿美元增长至 87.1 亿美元。美国有将近 7000 家影像中心，大约 40% 的患者所需的影像出自独立医学影像中心。未来我国影像市场将达到千亿级水平，成为药物之外的第二大医疗市场；然而很多经验丰富的医生却不愿意就职于第三方影像机构，人工智能将成为第三方影像机构发展的重要驱动因素。

人工智能在医学影像领域的应用日臻完善，医院对 AI 医学影像的需求逐渐被打开。

从医疗影像设备来讲，设备的制造工艺及性能有质的提高。以 CT 设备为例，已经从单排、双排、4 排、16 排，发展到配有 128 排、256 排的 CT。图像的单层质量更高，层厚更薄。因为层厚变薄，可以生成更多后处理数据，如平面重建、曲面重建和三维数据等。临床医生在看到精确影像细节的同时，影像数量也呈指数倍增长。

从信息接入的范围来讲，大部分医院已经从单机工作站实现了全科室工作站联网，有部分医院也实现了从科室联网的级别转向全院内部系统信息化全联网。除此之外，随着医联体和区域信息中心平台的搭建，越来越多的医院之间也实现了病例数据共享互通。因此可见，可介入的数据信息范围的扩大，数据的体量也越来越庞大。

从医疗影像的种类来讲，提及影像数据，人们想到的大都是放射科的 CT、MR 等影像数据。但随着其他科室设备的统一化、标准化，更多类别的影像数据可以被纳入整理和使用，如超声、内镜、眼科、病理和心电等。不同种类的丰富的影像，为实现多学科诊疗模式（MDT）、精准化医疗、AI 医学影像的辅助诊断及预测打下了坚实的数据基础。

2. 产业结构

在 AI 医疗领域，医学影像目前最为成熟，市场范围也最广。从技术上来看，机器视觉技术目前比较成熟，很多方面取得的效果优于人眼。此外，在医院数据中，大部分都是影像数据，在复杂的医疗数据中有超过 80% 来自医学影像数据。在疾病治疗尤其是肿瘤疾病的治疗中，医学影像是贯穿始终的工具：在疾病诊断过程中，需要拍摄 CT、PET 等获取影像数据来进行诊断；在放射治疗中，需要根据随访的影像数据来观察治疗效果，图 4 - 17 所示为 AI 医学影像的产业结构图。

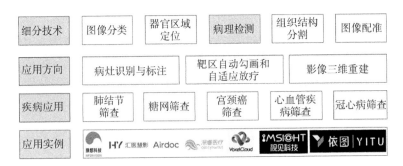

图 4 – 17　AI 医学影像的产业结构图

总体上来看，机器视觉在医疗中主要有三个应用方向。

（1）病灶识别与标注。

主要用于疾病的诊断环节，如肺结节筛查、肺癌诊断、骨折诊断等。具体过程是通过对医学影像进行图像分割、特征提取等操作，让系统自动定位出病灶的位置并标注出来。进一步，配合病理数据和临床数据，AI 影像不仅可以标注病灶，还能对肿瘤疾病进行分期分型。例如 CT 肺结节产品，依据病灶量化诊断能力，可以实现肺癌的分期、分型。这类 AI 应用主要是解决医院放射科医师不足的问题，提升医师的阅片效率，同时降低其漏诊率和误诊率。

（2）靶区自动勾画和自适应放疗。

当诊断出肿瘤疾病后，则进入治疗环节。在肿瘤的治疗当中，放射治疗是一种常见的手段。在放射治疗之前，需要医生精确勾画出靶区，如果是医生手动勾画需花费几个小时。借助 AI 系统，能将靶区勾画时间缩短到 30 分钟以内，大大降低了医生的工作量。此外，依据患者病灶位置的变化实现自适应放疗，能大幅提升放疗的准确性，减少放疗对患者健康组织的伤害。

（3）影像三维重建。

要提高手术过程的精准性，需要对相应部位进行三维重建，依据三维影像制订有针对性的手术方案。借助 AI 技术可以实现更加精细的影像三维重建，如汇医慧影与中国人民解放军总医院血管外科中心合作推出针对主动脉夹层的 AI 系统 AORTIST2.0，提供主动脉及其分支自动分割算法、主动脉中心线自动提取算法、破口自动识别算法、手术方案专家系统以及影像组学分析模块等，在实施更为安全的主动脉夹层手术的同时，实现个性化精准治疗并降低并发症风险，改善远期预后结果。

AI 影像逐步覆盖疾病诊断、治疗和院后预测全流程，并与临床和病理结合，提高医疗效率。

3. 竞争要素

（1）深度学习算法的成熟度和计算能力的高效性。

在 AI 巨头企业的研发努力下产生了许多深度学习工具包，如谷歌的 TensorFlow，基础算法的实现门槛逐渐降低，业内企业可以应用巨头企业开发的开源包开展医学影像筛查、诊断的应用算法优化。但在应用算法层面，由于医学影像图像种类较多，来自不同的科室和人体结构区域，这就需要算法具有识别不同类型图像的规则，能通过深度学习从复杂的图像中识别最准确的特征并予以分类，这个过程对算法要求极高。而医院对 CT、MRI 等医学影像的清晰度和分辨率要求很高，医生和患者需要在最短的时间内拿到准确的诊断结果，这就需要强大的计算能力。

（2）数据获取能力和标注能力。

AI 医学影像的应用基础即数据，其在应用到实际诊疗过程之前需要积累大量的数据并进行训练、学习和记忆。高存量、高质量、多样化的数据是机器学习能力的保障。在数据获取方面，各个医院和医疗机构对数据保密要求较高，企业能否获得真实有效的数据对其 AI 技术的应用是很大的挑战。此外，数据的标注也是机器学习的关键步骤，不同于普通的机器学习，医学影像数据的标注需要医院专家的标注且图像复杂、组织多样，标注数据需要耗费大量的精力，企业需要与专家建立良好的合作关系以获取其数据标注结果。

4. 融资分布

AI 技术在医学影像领域的快速发展使其成为近年来医疗健康和 AI 领域投资的热点之一，根本原因在于医学影像市场的基础规模之大及其高速增长率。据统计，医疗机构中的影像检查收入超过医院总收入的 10%，仅次于药品的收入。据公开资料不完全统计，2018 年 1—5 月，我国医学影像领域产生的融资金额超过 8.3 亿元，其中很大比例是来自 AI 医学影像领域，表 4 - 9 列举了部分企业的融资情况。

表4-9　AI医学影像部分企业融资情况

编号	企业	融资经历			
		时间	轮次	金额	投资方
1	健培科技	2017年6月1日	B轮	5000万元人民币	申时行投资
		2017年4月15日	Pre-A轮	2000万元人民币	珠海巨龙科技投资有限公司、宁波赢创安投股权投资合伙企业（有限合伙）
		2014年7月3日	天使轮	3000万元人民币	珠海巨龙科技投资有限公司
2	锐达影像	2016年7月4日	Pre-A轮	1000万元人民币	快创营 中路资本
		2010年3月1日	官方披露	未披露	华岩资本
3	DeepCare	2017年7月8日	战略融资	数千万元人民币	中关村发展集团
		2016年6月16日	天使轮	600万元人民币	峰瑞资本
4	推想科技	2018年12月7日	C+轮	1亿元人民币及以上	鼎晖投资（领投）海通开元 红杉资本 襄禾资本 尚城资本 元生资本 泰合资本
		2018年3月19日	B轮	3亿元人民币	红杉资本中国基金 襄禾资本 尚城资本 泰合资本 元生资本 启明创投
		2017年9月21日	B轮	1.2亿元人民币	启明创投（领投）元生资本 红杉资本中国基金
		2017年1月16日	A轮	5000万元人民币	红杉资本中国基金 臻云创投 广发信德 英诺天使基金
		2016年2月1日	天使轮	1250万元人民币	快的打车吕传伟个人 臻云创投 英诺天使基金

续表

编号	企业	融资经历			
		时间	轮次	金额	投资方
5	连心医疗	2019 年 10 月 30 日	A＋轮	4000 万元人民币	罄谷创投（领投）滨海创投 线性资本
		2018 年 5 月 3 日	A 轮	5000 万元人民币	丹华资本 线性资本
		2017 年 7 月 5 日	Pre－A 轮	数百万美元	线性资本
		2016 年 12 月 15 日	天使轮	1200 万元人民币	安龙基金 中科创星 国科嘉和
6	汇医慧影	2018 年 11 月 7 日	战略投资	未披露	英特尔投资 芯动能
		2018 年 1 月 8 日	C 轮	数千万元人民币	鼎晖投资 蓝驰创投
		2017 年 10 月 25 日	B 轮	数亿元人民币	达泰资本 蓝驰创投
		2016 年 10 月 27 日	A 轮	数千万元人民币	蓝驰创投
		2015 年 8 月 21 日	天使轮	500 万元人民币	水木易德投资
7	图玛深维	2017 年 12 月 1 日	B 轮	2 亿元人民币	真格基金 经纬中国 软银中国资本 辰德资本 德联资本
		2017 年 4 月 27 日	Pre－A 轮	数百万美元	真格基金 险峰长青 经纬中国
		2016 年 10 月 18 日	天使轮	150 万美元	真格基金 经纬中国
		2016 年 7 月 1 日	种子轮	30 万美元	未披露

编号	企业	融资经历			
		时间	轮次	金额	投资方
8	迪英加	2018 年 7 月 3 日	A 轮	数千万元人民币	金阖资本 合全投资 君联资本 将门创投 IDG 资本 金域医学
		2017 年 6 月 26 日	天使轮	1500 万元人民币	合全投资 将门创投
9	医众影像	2017 年 11 月 15 日	Pre – A 轮	未披露	金沙江创投
		2015 年 2 月 1 日	天使轮	300 万元人民币	未披露
10	睿佳医影	2018 年 1 月 30 日	Pre – A 轮	未披露	新进创投
		2016 年 11 月 1 日	天使轮	未披露	新进创投
11	智影医疗	2016 年 8 月 1 日	A 轮	未披露	深圳海创基金
12	一脉阳光	2019 年 7 月 6 日	C 轮	1 亿元人民币及以上	中国人保
		2018 年 9 月 18 日	B + 轮	1.3 亿元人民币	中金资本 晓沨投资
		2018 年 1 月 31 日	B 轮	4 亿元人民币	百度风投 华新世纪 高科新浚 高盛集团 泽悦资本 华宇融创等
		2016 年 12 月 19 日	A 轮	未披露	高盛中国 高科新浚 浩悦资本
13	医渡云	2015 年 7 月 5 日	B 轮	未披露	和玉资本
		2015 年 3 月 1 日	A 轮	未披露	和玉资本

续表

编号	企业	融资经历			
		时间	轮次	金额	投资方
14	昕健医疗	2018 年 1 月 1 日	A 轮	数千万元人民币	比邻星创投（领投） 达泰资本 鼎新资本 致远资本
		2017 年 4 月 17 日	战略融资	650 万元人民币	丰厚资本
		2014 年 9 月 16 日	A 轮	数千万元人民币	鼎新资本 达泰资本 比邻星创投
		2014 年 12 月 1 日	天使轮	数千万元人民币	达泰资本
15	微清医疗	2016 年 12 月 8 日	C 轮	未披露	朗玛峰创投 岳佑投资
		2015 年 9 月 2 日	B 轮	3000 万元人民币	山蓝资本
		2013 年 3 月 16 日	A 轮	1000 万元人民币	康联药业
		2011 年 11 月 16 日	天使轮	300 万元人民币	元禾控股
16	心医国际	2019 年 11 月 9 日	E 轮	未披露	国创联行
		2019 年 1 月 1 日	股权融资	未披露	杏泽资本
		2018 年 1 月 31 日	D 轮	未披露	雨汇投资 天星资本 金茂资本 盛世景 联润东方股权投资 崇德弘信 天优投资 先创投资 国创投资 海南海药
		2016 年 9 月 26 日	C 轮	2 亿元人民币	中金公司 上海荷花股权投资基金
		2016 年 4 月 21 日	战略融资	未披露	中以英飞投资

编号	企业	融资经历			
		时间	轮次	金额	投资方
16	心医国际	2015年12月1日	B+轮	1亿元人民币	汉景家族办公室 广发信德
		2014年8月5日	B轮	5000万元人民币	英飞尼迪集团 中钰资本
		2013年4月7日	A轮	未披露	世铭投资
		2010年3月1日	天使轮	未披露	金茂资本
17	联影医疗	2018年4月28日	B轮	未披露	东方证券 湖北科技投资 高特佳投资 领中资本
		2017年9月15日	A轮	33.33亿元人民币	中金公司 联新资本 国创开元母基金 国开金融 国投创新 金石投资 国寿大健康 招银国际 中信证券 中国风投
		2017年5月3日	战略融资	未披露	上海联和投资
18	翼展科技	2016年12月13日	A轮	数千万美元	软银中国资本 经纬中国 北极光创投 赛富投资基金
		2014年9月1日	天使轮	3000万元人民币	软银中国资本 赛富投资基金
19	海纳医信	2014年12月28日	B轮	未披露	荷塘创投（启迪创投） 瞪羚投资基金
		2011年12月1日	A轮	3000万元人民币	红杉资本中国基金
		2010年8月5日	天使轮	数百万元人民币	启迪创投

续表

编号	企业	融资经历			
		时间	轮次	金额	投资方
20	雅森科技	2014 年 1 月 1 日	天使轮	未披露	未披露
		2016 年 12 月 12 日	A 轮	数千万元人民币	顺禧基金虎丘医疗科技（苏州）有限公司
		2017 年 7 月 27 日	A + 轮	数千万元人民币	科大智能机器人技术有限公司
21	万里云	2019 年 5 月 16 日	战略融资	1 亿元人民币	盛宇投资 裕桦
		2016 年 3 月 29 日	A 轮	2.25 亿元人民币	阿里健康

5. 市场分析

（1）产品种类。

从 AI 医学影像的发展历程来看，目前企业的发展模式主要分为两类：AI 影像诊断型模式和由影像云服务向智能诊断扩展型模式。前者主要是向医疗设备厂商和医疗机构提供影像分析和诊断服务，代表性企业如推想科技、DeepCare。后者则是以医疗影像云服务起家，在积累资源和自身技术发展的基础上逐步扩展至智能诊断领域，向医疗机构提供服务，代表性企业如汇医慧影、医渡云。

具体而言，现阶段市场上 AI 医学影像的应用产品包括：

①肺结节的识别和诊断。目前 AI 医学影像领域的企业大部分均在该领域有所投入和研究，如推想科技、体素科技、视见医疗等。

②糖尿病视网膜病变筛查。帮助内分泌科医生确定高血糖患者眼部疾病，用以解决不同专业医生诊断并发性疾病的问题，如 Airdoc、DeepCare 等。

③宫颈癌筛查。宫颈细胞涂片智能辅助筛查系统，主要用于病理科协助医生完成病理切片的 DNA 检测，如深思考、兰丁医学等。

④食管癌筛查系统（如腾讯觅影）、心电图自动诊断系统（如乐普医疗）、骨折 X 射线智能诊断系统（如汇医慧影）等。

⑤在放疗领域推出的靶区自动勾画系统（如连心医疗、全域医疗）。

⑥基于 VR 技术和进化算法在手术领域推出的影像三维重建系统（如昕建医疗等）。

（2）企业分布。

参与 AI 医学影像的企业主要包括两类：一类是科技巨头企业，其基于自身开发的人工智能技术布局医疗领域；另一类则是在 AI 医学影像或其相关领域创业的新兴企业。对于前者，医疗业务只是其业务单元之一，而后者则是全力投身于 AI 影像或医疗，因此本研究对企业规模的分析主要是基于创新企业展开。

表 4 - 10 所示为当下 AI 医学影像领域发展较好的企业情况。分析数据显示，AI 医学影像企业主营范围分布于影像智能诊断、疾病筛查、影像云平台、第三方影像中心运营以及影像信息系统解决方案等方面，其分布区域以北京、广东为主。在表 4 - 10 所列的企业中，地点位于北京、广东的企业占比为 60.61%，其次为上海、浙江和江苏，这与互联网技术的地域发展程度相一致。

表 4 - 10　部分 AI 医学影像企业类型及地域分布情况

项目	企业	地点	注册资本/万元	经营范围
DeepCare	北京羽医甘蓝信息技术有限公司	北京	60.80	AI 辅助医疗影像疾病筛查
推想科技	北京推想科技有限公司	北京	1041.66	人工智能医疗影像诊断系统
连心医疗	北京连心医疗科技有限公司	北京	864.26	肿瘤平台搭建和医疗数据分析
汇医慧影	慧影医疗科技（北京）有限公司	北京	163.05	智慧影像云平台，精准放疗云平台
医渡云	医渡云（北京）技术有限公司	北京	5000.00	利用机器学习和人工智能技术，建立医疗大数据平台
海纳医信	海纳医信（北京）软件科技有限责任公司	北京	3736.23	提供医疗影像信息软件系统和服务
雅森科技	北京雅森科技发展有限公司	北京	588.24	提供医疗影像分析服务

续表

项目	企业	地点	注册资本/万元	经营范围
万里云	万里云医疗信息科技（北京）有限公司	北京	1066.67	第三方医学影像大数据云平台
医众影像	北京长远佳信息科技有限公司	北京	625.00	影像数据服务平台
深睿医疗	北京深睿博联科技有限责任公司	北京	200.00	人工智能医疗影像诊断系统研发
影领科技	影领科技（北京）有限公司	北京	146.32	互联网影像诊断和技术交流平台
PereDoc	北京青燕祥云科技有限公司	北京	555.56	智能影像辅助诊断平台
慧影 AI 应用系统	北京宏梓伟业科技发展有限公司	北京	1000.00	人工智能辅助医疗影像诊断系统
Airdoc	北京郁金香伙伴科技有限公司	北京	1108.33	人工智能医学影像识别技术开发
乐普智慧医疗	北京乐普智慧医疗科技有限公司	北京	7142.86	智能医疗器械，例如肝硬化检测仪、动脉硬化检测仪
锐达影像	上海辉明软件有限公司	上海	606.79	利用大数据、云存储及云运算技术，构建互联网医疗影像平台
联影医疗	上海联影医疗科技有限公司	上海	68951.01	医疗设备和医疗信息化解决方案提供商，为医疗机构提供涵盖影像诊断设备、放疗设备、服务培训、医疗 IT 的全方位医疗解决方案，以及影像诊断所需的医疗产品
睿佳科技	睿仁佳心（上海）科技有限公司	上海	100.00	医学影像智能分析平台
一脉阳光	深圳一脉阳光医学科技有限公司	广东	7352.94	线下第三方医学影像中心和医学影像云服务平台的建设、运营和管理

续表

项目	企业	地点	注册资本/万元	经营范围
智影医疗	深圳市智影医疗科技有限公司	广东	1666.67	精准医学影像开发
宜远智能	深圳市宜远智能科技有限公司	广东	1250.00	医学影像 AI 辅助诊断服务
视见医疗	深圳视见医疗科技有限公司	广东	151.91	医疗影像自动化技术服务
腾讯觅影	深圳市腾讯计算机系统有限公司	广东	6500.00	利用图像识别、深度学习等技术，目前主要用于食管癌早期筛查，未来也将支持早期肺癌、糖尿病性视网膜病变、乳腺癌等病种的筛查
图玛深维	图玛深维医疗科技（苏州）有限公司	江苏	1000.00	凭借人工智能深度学习技术，开发医学影像分析诊断系统
微清医疗	苏州微清医疗器械有限公司	江苏	645.81	利用人工智能技术，提供生物医学成像、眼科影像类诊疗设备
Big Vision	苏州比格威医疗科技有限公司	江苏	1005.43	应用人工智能/模式识别技术，开发云端眼科诊断系统
健培科技	杭州健培科技有限公司	浙江	3178.51	医学影像智能诊断平台
迪英加科技	杭州迪英加科技有限公司	浙江	377.59	提供医学影像大数据分析解决方案
辛顿科技	杭州辛顿科技有限公司	浙江	300.00	医学影像数据分析智能诊断
翼展科技	西安翼展电子科技有限公司	陕西	1137.02	提供智慧影像解决方案，专注人工智能影像诊断研发及应用
开普影像	沈阳开普医疗影像技术有限公司	辽宁	13750.00	医学影像全产业链提供商
睿佳医影	睿佳（武汉）软件科技有限公司	湖北	1.18	智能影像辅助诊疗平台
上工医信	成都上工医信科技有限公司	四川	1187.53	眼底影像智能分析系统

（3）盈利模式。

从目前来看，虽然 AI 医学影像发展趋势较热，但是由于医疗的高壁垒性和技术的新兴，AI 医学影像市场打开力度欠缺，企业也仍在摸索并不断改进业务体系和商业模式，许多企业尚未实现盈利。现阶段重点在于技术开发与更新和医疗资源的积累，本研究根据 AI 医学影像企业发展现状及趋势，总结可能的盈利模式如图 4 – 18 所示。其中在面向医院的业务中，AI 医学影像企业以推广为主，收费较少，并结合科研合作和产品共同开发模式积累医疗资源为其开拓市场。

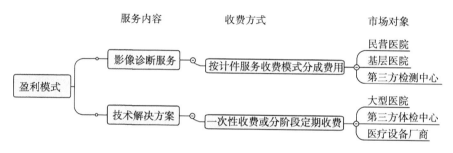

图 4 – 18 AI 医学影像企业盈利模式

6. 企业案例❶

（1）初创企业。

汇医慧影利用人工智能打造智慧影像云平台，提供从影像云 SaaS 技术应用层到影像阅片医疗服务的全链条闭环服务。将影像云、阅片服务以及智能诊断相结合，通过二次学习持续提高算法的精度。自主研发了智慧影像云平台和精准放疗云平台，并利用亚马逊分布式云存储技术，实现了影像数据的实时在线、高并发访问。读写分离、分布式部署等实现了全国各地上传、全国各地阅片。目前，汇医影像已经形成医生端、患者端、医疗机构端的"三端互联"。

Airdoc 专注人工智能医学影像识别领域的应用，其人工智能慢性疾病识别系统可以自动读取眼底照相机拍摄的视网膜影像，通过读取视网膜影

---

❶ 关于企业案例的介绍来自企业官方网站和相关平台资料，本书作者对企业发布的信息真实性不负保证责任。

像，对眼部血管、视盘、黄斑和神经等各区域进行分析，对高血压、糖尿病、动脉硬化等全身性慢性疾病，以及高度近视、老年性黄斑变性、静脉阻塞、白内障等常见眼病进行筛查。目前，Airdoc 与多家三甲医院展开合作，发展出职场、药店、眼镜店、体检机构等众多院外应用模式。

推想科技致力于应用深度学习技术为医疗影像辅助筛查提供快捷、准确的解决方案，推想科技与三甲医院开展合作获取数据资源用于研究，其操作系统比较简单。据公开资料显示，其产品在心肺领域自动生成的检验报告模仿医生的报告，相似度可达 90% 左右，服务领域也逐渐向头部、腹部、股骨头、病理、超声等领域延伸，覆盖 100 多种疾病。

Enlitic 专注开发最先进的临床决策支持产品，提供医患分流系统、筛查解决方案、实时的临床支持和回顾性分析解决方案。其深度学习技术涵盖各种非结构化医学数据，包括放射学和病理图像、实验室结果（如血液检测和心电图）、基因组学、患者病史和电子健康记录（EHRs）。在对公开可获得的 LIDC 肺癌筛查数据集进行基准测试时，Enlitic 的技术可以更准确地判断胸部 CT 图像中结节的恶性程度，其正确率比一个专家小组还要高 50%。2016 年，在《麻省理工科技评论》（*MIT Technology Review*）杂志评选的全球人工智能公司中，Enlitic 位列第 14 名。

Butterfly Network 是一家"掌上超声＋人工智能"的研发公司，该公司致力于超声成像系列产品的研发、生产和销售。其首款超声成像产品 Butterfly iQ 获美国食品药品监督管理局批准上市。该公司开发了微机电系统（MEMS）技术，并通过智能手机应用结合云技术、人工智能、深度学习等，实现了单个手持式超声探头通过多种检查模式分别完成对全身多个部位、多种临床应用需求的操作。2018 年 7 月，复星医药（集团）以 1.06 亿美元入股 Butterfly Network，投后估值约 12.5 亿美元。

Vis Excell 是一家旨在降低患乳腺癌风险的乳腺癌风险判断平台的开发者。该公司的乳腺癌风险判断平台使用机器学习和计算机视觉，通过使用乳房 X 射线片提供风险模型和自动医生注释，使女性能够评估患乳腺癌的风险。

（2）互联网巨头布局。

阿里健康联合万里云医学影像中心发布医疗 AI 系统 Doctor You。目前万里云医学影像平台已为我国包括河南、湖北、新疆、江西、四川在内的20多个省（区、市）的1600余家基层医院提供远程咨询服务，Doctor You AI系统包括临床医学科研诊断平台、医疗辅助检测引擎、医师能力培训系统等。但目前并不是完全依靠AI来直接得出诊断结论，医生基于AI的分析结果作为参考，通过了解患者的病史资料、影像资料及其他信息，最后提交一份影像报告的结论。

腾讯觅影由腾讯公司发布，包含有6个人工智能系统，分别为：早期食管癌智能筛查系统、早期肺癌筛查系统、糖尿病性视网膜病变智能筛查系统、智能辅助诊疗系统、宫颈癌筛查智能辅助系统、乳腺癌淋巴清扫病理图像识别系统。其中，早期食管癌智能筛查系统较为成熟。

7. 行业痛点

（1）数据基础薄弱，应用范围和效果有限。

AI在医疗领域的应用离不开数据的支持，目前我国在医疗数据方面存在一系列问题：第一，医院数字化水平发展程度不一，偏远地区或基层医院IT系统建设落后，数据存储量较少，很多基层医院网络不通，或是只有传统的ADSL非对称式网络，基础设备也比较落后，导致数据存储出现障碍；同时医生手写或其他线下记录的方式录入患者数据难以被计算机识别和分析，由此数据缺乏共享和再利用渠道。第二，不同的医院所用系统和设备对应的供应商不同，其存储数据的模式和原则也有所差异，系统接口标准不一使得同一医院内部不同系统之间及不同医院系统之间难以实现有效的数据融合，产生严重的"信息孤岛"现象。对于同一种疾病，不同医院的描述术语不一，源于存储标准和疾病术语方面表现的数据多样性为机器学习和智能识别带来困扰，数据标准化问题是医疗行业长期以来的困惑。第三，AI虽然能帮助找出结节，但其在结节良性、恶性判断与诊断意见方面，并没有形成成熟的支持体系。第四，目前大部分AI企业都集中在少数几个病种上，如CT肺结节、糖尿病视网膜病变，而对像乳腺结节、肝脏占位、前列腺等异常病变的关注较少，这是因为肺结节与糖尿病视网膜病变出现的频率较高，此类疾病的影像较容易获得且数据量较大，便于AI研究和介入。但不同病种之间的差异度很大，基于一个病种开发的AI模型并不适用于另一个病种。研发单病种的AI模型并不困难，但要覆盖如此广泛的病种却很难，仍然需要大量的数据用于学习和记忆；同时由于市场规模较小，不能带来很好的经济效益，企业开发针对小病种 AI 产品的动力不强。

（2）AI 与医学跨界人才匮乏，行业发展进程缓慢。

人工智能正在从实验室走向医学临床应用，处于产业大突破前的技术冲刺和应用摸索时期。在这个阶段，能够推动技术突破和创造性应用的高端人才对产业发展起着至关重要的作用。理想的人才应该同时在医学、计算机和数学三个方面都有深厚的知识积累，并有足够的研发能力。

医疗 AI 的发展，与人才数量和质量息息相关。具体来看，医疗 AI 需要两个方面的人才，分别是医学人才和 AI 人才，最需要的是既懂医学又懂 AI 的跨界人才。应用及平台开发者不仅要研究人工智能算法，更要对医疗专业知识有深入了解，"人工智能 + 医疗"的复合型人才是企业的核心竞争力。

但是，高质量的医学人才和 AI 人才都非常稀缺，具备两方面能力的综合型人才更是凤毛麟角。一方面，医生往往知识结构比较单一，极少具有跨学科学习背景，在数据处理、工科经验、系统开发等方面明显不足，具有 AI 研发能力的医生非常少。另一方面，精通 AI 算法的人才较少，且普遍缺乏 IT 系统的工程开发和实施经验，医学知识也很匮乏。目前整个医疗 AI 行业都面临严重的人才短缺问题，尤其是同时具备医学、计算机、数学研发能力的交叉型人才非常稀缺，因此严重阻碍了医疗 AI 行业的发展，拖慢了行业发展速度。

（3）行业缺乏政策和法律标准，相关群体责任划分待明确。

根据 2017 年国家食品药品监督管理总局（CFDA）（现为国家市场监督管理总局，外文简称 NMPA）发布的《医疗器械分类目录》，若诊断软件通过算法提供诊断建议，仅有辅助诊断功能，不直接给出诊断结论，则申报二类医疗器械；如果对病变部位进行自动识别，并提供明确诊断提示，则按照第三类医疗器械管理。第二类器械有临床试验豁免目录，诊断软件申报是否能够享受豁免，CFDA 还没有做出具体的规范。各个医疗 AI 公司要打通医院采购这条路，就必须获得 CFDA 认证。申请 CFDA 认证，不仅有诸多审批环节，还要经过漫长的临床试验阶段，这需要持续的资源投入，对于初创的医疗 AI 企业而言是显而易见的负担，严重影响其商业化进程。

医疗 AI 企业也面临潜在的法律风险。关于 AI 还没有明确的法律界定，更没有形成完备的法律体系。当医疗 AI 产品进行大面积普及后，一旦发生医疗事故，责任认定将是一个棘手的问题。对于 AI 系统，人们抱有很高的期望，如诊断准确率要达到 100%，不能出现任何的失误。即使是资深的医疗专家，也不可能达到零失误的水平，对于 AI 系统如此严苛的要求并不合理。因此，对于医疗 AI 影像的发展需要从政策和法律层面制定严格的标准，在限定范围规范市场的同时也为企业的发展指明方向。

（二）临床辅助决策系统（CDSS）

临床辅助决策系统（Clinical Support Decision Systems，CDSS）是指以提高医疗诊治质量和医疗服务水平为目的，借助合理、适用的计算机技术，以临床数据为基础，结合临床知识进行分析处理，为医护人员诊疗决策提供参考建议的应用软件系统。

1. 行业概述

CDSS 通常由人机交互、推理机、知识库三大核心部分组成。各类数据（患者基本信息、检验数据、临床路径、临床指南、HIS 数据等）作为系统的输入信息，通过对数据的收集、整理、分类、处理、分析，在医院诊断、检验、治疗、用药、手术、护理各个环节过程中，提供参考、建议、预警相关方面的服务功能。人机交互是信息输出、输入的操作界面，方便系统使用人员通过可视化的方式，提供、获取决策信息。目前主要是以主动、被动两种形式向决策者提供辅助决策信息，主动形式是在系统软件中以提醒、警示的方式告知医护人员相关信息，而被动形式则是医护人员使用系统去查询所需的辅助决策信息。推理机是 CDSS 的关键组成部分，在获取患者数据后，通过解释、分析医疗临床数据，结合知识库相关内容进行逻辑推理演绎。知识库是逻辑推理的基础，将结构化的医疗知识，或是非结构化的文本材料经过结构化处理后，形成医疗信息模型，存储于知识库中。构建知识库的内容需要有证据支持，通常是由专业文献和临床实验结果互相补充。图 4 - 19 所示为 CDSS 的功能流程图。

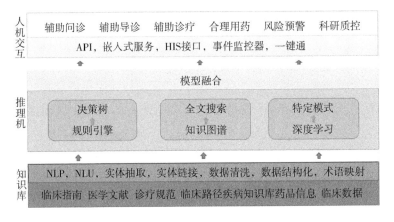

图 4 - 19　CDSS 的功能流程图

医疗信息与管理系统学会（Healthcare Information and Management Systems Society，HIMSS）在 2006 年发布的 HIMSS EMRAM 0 ~ 7 级评估体系当中，提出医院信息化评级自 3 级开始完成初级 CDSS 应用，4 级具有循环临床指南的中级 CDSS，提升至 6 级要求应用高级 CDSS，为所有临床工作提供基于临床指南和结果相关的提示。2018 年 12 月，国家卫生健康委员会印发的《电子病历系统应用水平分级评价管理办法（试行）》和《电子病历系统应用水平分级评价标准（试行）》中，将医院电子病历系统应用水平划分为 9 个等级。自 4 级开始，要求完成初级医疗决策支持；5 级完成中级医疗决策支持，提供临床诊疗规范、合理用药、临床路径等统一的知识库；6 级具备高级医疗决策支持能力。并要求到 2020 年，所有三级医院要达到分级评价 4 级以上。从行业规划和标准制定上可以看出，CDSS 在未来医院信息化建设中起到了至关重要的作用。

目前我国高端医疗资源集中于一线、二线城市的三甲医院，在经济相对落后、医疗资源不足的大范围偏远地区，普遍面临着执业医师比例低、医护人员专业水平不足的问题。根据中国医学会数据资料显示，中国临床医疗每年的误诊人数约为 5700 万人，总误诊率高达 27.8%。越来越多的基层医院希望加强 CDSS 的建设，通过数据化的医疗知识辅助体系，来弥补医生的诊疗水平不足，从而提升医疗质量，减少医疗事故。医疗水平相应较高的三甲医院，除了存在医院 HIMSS 信息化评级通过的需求外，同时医生受繁重的工作压力和提高自身内在诊疗水平的需求驱使，也迫切希望通过 CDSS 的临床辅助决策，提升医生的诊疗工作效率，规范临床操作，降低因工作强度巨大导致的出错概率，进而减少医疗费用支出及医患纠纷等问题。

2. 竞争要素

（1）专业知识库。

目前我国 CDSS 市场主要还是以基于知识库的 CDSS 为主要产品形态，因而知识库的专业水平成了 CDSS 产品的核心竞争力之一。专业的知识库包含临床指南、循证医学证据、医学文献、医学辞典、医学图谱等内容。为构建医疗知识检索和诊疗、用药推荐基础的知识库，将庞大、复杂医疗的知识标准化入库，CDSS 研发企业投入了巨大的资源。拥有可靠、全面的临床知识库，也成为 CDSS 的行业壁垒。目前绝大多数 CDSS 产品的知识库都无法完全满足医生的需求，除了自己研发知识库外，许多 CDSS 企业开始寻求与第三方知识库的合作，如惠每医疗的临床辅助决策系统中引入了 mayo 的完整医学诊疗知识库。

（2）人工智能技术。

CDSS 行业前几十年的产品，基本是基于知识库的，但近些年深度学习等前沿技术的突破，使人工智能技术得到了突飞猛进的发展，在许多行业都得到了广泛的应用，基于非知识的人工智能 CDSS 产品开始日渐增多。企业获取海量的临床病例数据之后，通过机器学习构建、训练模型，寻找潜在关联因素，构建 CDSS 推理规则，为医生提供辅助决策服务。因此拥有领先的海量的数据处理能力和人工智能技术水平也成为 CDSS 企业的竞争优势之一。目前基于人工智能技术的 CDSS 产品虽然相比之前仅简单提供医疗知识检索有了大幅度的提升，但离实现医生决策的智能水平仍有较大差距。

（3）医疗资质。

根据政府相关法规，能够提供诊断治疗建议的 CDSS 软件系统属于三类医疗器械，此类 CDSS 在医院的落地应用需提前获得三类认证。但由于国内 CFDA 政策的阶段特殊性，与其他医疗 AI 产品一样，此类 CDSS 产品目前均未获得三类认证，大部分都是删减诊断功能降级申请二类认证或是以集成于其他 HIS 系统的形式推动产品的应用落地。但这道大门终将被打开，众多 CDSS 企业都在积极申报，可见在未来的市场中，谁跳过"龙门"，能提前获得三类认证，谁必将在 CDSS 行业的市场竞争中占得先机。

3. 融资分布

CDSS 领域在人工智能、大数据技术的推动下，呈现出爆发式增长趋势，行业展现出的巨大发展潜力和尚无脱颖而出的垄断企业出现，吸引着多方资源的快速涌入，也成为资本市场追捧的投资热点之一。表 4 – 11 列举了 CDSS 领域部分企业的融资情况。

表 4 – 11　CDSS 领域部分企业的融资情况

序号	企业	投融资情况			
		时间	轮次	金额	投资方
1	人和未来	2015 年 3 月 9 日	天使轮	未披露	未披露
		2017 年 7 月 26 日	A 轮	2.5 亿元人民币	稼沃资本 海捷资本
2	嘉和美康	2011 年 12 月 8 日	A 轮	数千万元人民币	汉富控股 清科创投
		2012 年 6 月 1 日	B 元	1 亿元人民币	启明创投 神州数码 赛富基金 清科创投
		2017 年 5 月 19 日	B 轮	3.3 亿元人民币	弘云久康
3	医渡云	2014 年 1 月 3 日	天使轮	未披露	惠旭金通
		2015 年 3 月 1 日	A 轮	未披露	和玉资本
		2015 年 7 月 5 日	B 轮	未披露	和玉资本
4	零氪科技	2015 年 1 月 8 日	A 轮	数千万美元	NEA 恩颐投资
		2016 年 4 月 4 日	B 轮	近千万美元	宽带资本 汇桥资本 千骥资本 NEA 恩颐投资
		2017 年 5 月 31 日	C 轮	数千万美元	长岭资本（领投）
		2018 年 7 月 4 日	D 轮	10 亿元人民币	中投公司
5	惠每医疗	2015 年 4 月 2 日	B 轮	未披露	高瓴资本
6	大数医达	2015 年 9 月 29 日	天使轮	数百万元人民币	江苏瑞峰
		2017 年 7 月 21 日	A 轮	未披露	上海励石 全域医疗 君博科技

序号	公司	投融资情况			
		时间	轮次	金额	投资方
7	康夫子	2015 年 4 月 24 日	种子轮	数百万元人民币	唯猎资本
		2016 年 1 月 17 日	种子轮	数百万元人民币	唯猎资本
		2016 年 12 月 1 日	天使轮	数千万元人民币	晨兴资本
		2017 年 7 月 18 日	A 轮	未披露	未披露
		2018 年 3 月 30 日	A + 轮	数千万元人民币	晨山资本
8	生命奇点	2017 年 6 月 14 日	A 轮	5000 万元人民币	汇鼎财富
9	深泉科技	2014 年 12 月 27 日	A 轮	数千万元人民币	未披露
10	字节流	2019 年 5 月 21 日	天使轮	数千万元人民币	真格基金 经纬中国
11	朗通医疗	2016 年 4 月 12 日	天使轮	800 万元人民币	志昇投资 泓拓投资
		2017 年 5 月 31 日	Pre – A 轮	1500 万元人民币	赛伯乐
12	森亿智能	2016 年 11 月 1 日	天使轮	910 万元人民币	真格基金 华岩资本 树兰医疗
		2017 年 4 月 6 日	A 轮	5500 万元人民币	红杉资本 中电健康
		2018 年 5 月 2 日	B 轮	1 亿元人民币	纪源资本 红杉资本 真格基金
		2018 年 11 月 8 日	B + 轮	1 亿元人民币及以上	襄禾资本
		2019 年 7 月 3 日	C 轮	2.5 亿元人民币	腾讯投资（领投） 国药资本
13	蕙泉健康	2014 年 10 月 8 日	天使轮	100 万元人民币	未披露
		2015 年 5 月 28 日	Pre – A 轮	1000 万元人民币	真格基金
14	安吉康尔	2017 年 11 月 28 日	天使轮	1500 万元人民币	丹华资本 和盟创投
		2018 年 3 月 2 日	Pre – A 轮	数千万元人民币	丹华资本 利申资本
		2019 年 6 月 14 日	A 轮	3000 万元人民币	合创资本（领投）

4. 市场分析

我国 CDSS 行业发展相比美国等西方发达国家相对落后。美国早在 20 世纪 50 年代部分医院就已经开始研究 CDSS 系统，90 年代逐步在医院中推广应用，并且形成了多个成熟的系统厂家及产品系列。根据公开资料显示，全球 CDSS 的市场中也是北美市场占据领先地位，接近 70% 的 CDSS 产品在美国等医院得到应用。我国 CDSS 行业发展较晚，近些年医院才逐步意识到 CDSS 的重要性，开始加快 CDSS 的建设。但我国庞大的医疗机构群体蕴含着巨大的 CDSS 发展潜力，借助于行业发展的积累和医院信息化程度的大幅提升，我国 CDSS 行业发展迅猛。伴随着近些年大数据、人工智能等信息技术的快速发展，尤其是深度学习等前沿技术的诞生和不断进步，医疗临床应用所需的技术框架逐步成熟，CDSS 行业产品也在不断地吸纳、演进。国务院发布的《新一代人工智能发展规划》中指出，要发展便捷高效的医疗智能服务，研发人机协同临床智能诊疗方案。

CDSS 行业的盈利模式较为清晰，与其他的医院业务系统类似，主要是由各级医疗机构以医院信息化项目承建的形式进行采购。根据《中国卫生统计年鉴》，2018 年年底，全国医疗卫生机构数量已达到 99.7 万个，其中医院 3.3 万个，基层医疗卫生机构 94.4 万个，专业公共卫生机构及其他机构 1.8 万个。考虑到二级、三级医院对于 HIMSS 信息化评级通过时 CDSS 建设的必要性和基层医疗卫生机构对于全科 CDSS 的需求，结合当前市场 CDSS 的平均报价，国内 CDSS 的市场规模已超过 100 亿元。随着单病种 CDSS 产品在人工智能技术推动下进一步完善，将驱动未来每个科室都通过专科 CDSS 来辅助医生进行决策，减少医生工作量和出错率，产品市场空间将有望达到上千亿元的水平。

（1）企业分布。

与医院信息化系统厂商分布规律不同，CDSS 领域尚处于萌芽发展阶段，未形成行业的区域渠道边界，大部分地区的医疗信息化企业尚未涉足 CDSS 产品的研发。由于 CDSS 产品前期研发投入高，资本层面需求较大，医学知识、人工智能、大数据等技术门槛高等多方面原因，我国目前的 CDSS 研发企业，尤其是初创企业，大多选择在北京、深圳等互联网行业人才相对充裕、技术发展领先的区域。据不完全统计,超过 60% 的 CDSS 企业分布在北京、深圳、杭州、成都四个城市。

(2)产品形态。

CDSS 行业产品经历了多个发展阶段,不同时期的技术背景,也形成了 CDSS 多样的行业产品形态,包括独立存在的 CDSS、集成于临床系统的 CDSS、基于标准服务的 CDSS,各种产品形态表现出不同的优缺点和适用场景。

①独立存在的 CDSS,以数据接口的形式与医院内其他系统进行数据交互,系统的交互界面及后台处理均独立存在,功能隔离,易于产品研发。不足之处在于需要在多个临床信息系统直接切换,增加了医生的操作时间成本,降低了工作效率。

②集成于临床系统的 CDSS,解决了系统切换的问题,但医院信息化系统标准不一致导致集成工作复杂度较高,产品依赖于医院已有临床信息系统,难以形成统一标准化的产品,研发成本高。当前发展阶段,与 HIS 相结合是 CDSS 产品快速落地应用的快捷通道。

③基于标准服务的 CDSS 是 CDSS 行业产品的发展趋势,以标准服务的形式提供临床辅助决策功能,实现系统间高凝聚、低耦合。同样,推进医院信息化标准统一,也是行业难题之一。

从技术层面角度来划分,CDSS 也可以分为基于知识库的 CDSS 和非基于知识库的 CDSS。基于知识库的 CDSS 以统计概率为基础,以专业文献、指南为依据编辑形成推理规则;而非基于知识库的 CDSS 则采用人工智能领域中常用的机器学习、深度学习等技术,通过大量的样本数据训练构建决策规则模型。两者各有优缺点,前者贴近于循证医学,更便于医生理解和采纳;后者则是人工智能前沿技术的应用,能通过海量的数据训练,发现常规途径所不易推导得到的内在联系。结合两者的优势和技术成熟程度,将两种技术路线融合应用、互相补充,是当前 CDSS 产品研发的首选。

从医疗范围来划分,可分为全科 CDSS 和专科 CDSS 两大类。全科 CDSS 的特点是医疗知识覆盖范畴广,针对全院医生使用,但专业深度不够,适用于医疗水平较弱的基层医院。庞大的医疗知识体系对于全科 CDSS 知识库的研发增加了非常大的难度,现阶段我国全科 CDSS 产品在深度方面仍有较大的研发空间。专科 CDSS 专注于单病种辅助决策，是目前我国 CDSS 市场的主流产品形态，不少医院和厂商在单科 CDSS 产品上都已经有了很好的研发和应用。单病种的知识图谱构建相对于全科 CDSS 而言研发难度降低了不少，结合机器学习、深度学习等技术后，在单一病种的诊断、用药、治疗、评估过程中能够起到良好的辅助决策效果。

5. 企业案例❶

（1）国内初创企业。

惠每医疗，由 Mayo Clinic 与高瓴资本于 2015 年联合注资成立。借助 Mayo Clinic 知识体系优势，结合国内医学指南和文献，利用自然语言处理、深度学习等 AI 技术，在诊前、诊中、诊后提供辅助决策支持，打造了多款基于"DR. Mayson"医疗人工智能解决方案的全科和单病种 CDSS 产品，全面覆盖住院、门急诊、问诊等环节。目前已在 40 多家大型医院中投入临床应用。

零氪科技于 2014 年成立，在医疗数据标准化、辅助科研、医疗数据采集、智能诊断、医患服务等方向均有涉足。在 CDSS 方向已形成"Hubble 大数据辅助决策系统"和"智能辅助诊疗"两大产品体系，利用影像学、基因组学、病理学技术提供早筛早诊、风险预警、辅助治疗等服务功能，并为业务管理及科研工作提供支撑。于 2017 年上线的 AI - 肺结节智能诊断系统，可全自动地识别出 CT 影像中所有的结节，识别率达 91.5%。2018 年 7 月完成了 10 亿元 D 轮融资。投资方包括主权财富基金"中国投资有限责任公司"。

犀牛瀚海是一家于 2016 年成立的医疗大数据公司，聚焦大数据技术（包括机器学习、深度学习、可解释学习、数据挖掘、数据可视化等）在医疗健康领域的应用实现。该公司利用大数据、深度学习技术自主研发的"Torchlight"是一款面向急重症科室的 CDSS 产品，实现了对 ICU 病房患者进行实时监控预警、病情评估、辅助诊断治疗等功能。产品 AI 引擎中的心电判读、危险预警、肝病筛查等人工智能模型效果均达到了国际领先水

---

❶ 关于企业案例的介绍来自企业官方网站和相关平台资料，本书作者对企业发布的信息真实性不负保证责任。

平，其中心电自动判读的准确率高达98%以上。目前，Torchlight已与中国人民解放军总医院和北京儿童医院达成合作，共同研发推进临床应用。

医渡云利用其在真实世界临床医疗大数据领域的沉淀优势，结合医学文献和标准知识库，研发了医渡云CDSS。医渡云将CDSS集成于医生任务站，产品功能覆盖全科CDSS和单病种CDSS。为全院医生和专科医生提供知识库搜寻、疑似诊断、诊疗方案推荐、预警提醒等辅助决策服务。系统的决策引擎部分将最新的临床指南和文献进行解析，构建推理数据库，并将患者数据结合循证证据对临床治疗路径进行打分，通过真实世界验证评估，得到最佳的诊疗方案。

行心医疗的"临床辅助决策支持系统"是以BMJ最佳临床实践为基础研发的全科CDSS产品，主要面向个体诊所、乡镇卫生院、村卫生站和城市社区卫生服务中心等基层医疗机构。该系统以循证医学为基础，标准化临床思路和诊疗路径，包含临床决策支持系统和专家指导系统两部分，提供预防、诊断、治疗和随访各环节的辅助功能。知识库涵盖80%以上人类常见疾病的诊疗知识，包括10000多种诊断方法、1000多个专题、3000项诊断性检测、6800多篇国际指南以及多样图片。

（2）互联网巨头。

百度灵医于2018年11月的百度世界大会上首次亮相，其中包括CDSS系统。该产品以提升基层医疗水平为主要目标，通过学习权威教材、药典及三甲医院优质病历，基于百度医疗知识图谱、自然语言处理、认知计算等多种AI技术，融合概率图推理、规则推理及基于深度学习的多模型决策系统，可以覆盖27个标准科室，超过4000种疾病，基本覆盖常见疾病种类，对TOP 3疾病推荐的准确率达到95%。CDSS系统提供用药推荐、检验推荐、治疗方案推荐、相似病历查询、知识库学习、疾病诊断、鉴别诊断、智能风控共八大板块学习权威诊疗经验赋能基层。

阿里健康于2017年7月发布了与万里云联合研发的AI系统"Doctor You"，包括临床医学科研诊断平台、医疗辅助检测引擎等功能模块，为医生提供临床诊疗辅助决策和智能诊断服务，提高医生工作效率。系统的开放平台支持医疗AI建模、训练及开放应用服务，针对医疗机构真实临床场景，提供智能肺、乳腺X射线、肿瘤靶区勾勒等多部位、多病种医学AI

系统应用及糖尿病用药、宫颈癌筛查等 AI 辅助诊断决策系统应用平台，包含 20 多种场景。

腾讯发布的 AI 医学辅助诊疗开放平台，可以辅助医生诊断、预测 700 多种疾病，涵盖了医院门诊 90% 的高频诊断。此 AI 辅助诊疗开放平台拥有约 50 万医学术语库，超过 20 万医学标注数据库，超过 100 万术语关系规则库，超过 1000 万健康知识库，超过 8000 万高质量医疗信息，超过 1 亿的开放医疗百科数据，以服务接口的形式对外开放。第三方 CDSS 系统接入 AI 医学辅助诊疗开放平台后，可借助腾讯 AI 的能力，提升医生对常见疾病的诊断准确率和效率，并为医生提供智能问诊、参考诊断、治疗方案参考、意图分析、辅助知识库和结构化电子病历等辅助决策服务。同时，腾讯作为 "AI 国家队" 的身份，正在牵头基于人工智能的临床辅助决策支持技术及其服务模式解决方案研究（AI + CDSS）项目的研究工作。

6. 行业痛点

（1）CDSS 产品发展欠成熟，导致医生对 CDSS 的认可定位缺失。

与其他院内信息化系统不同，CDSS 不是以解决医院业务流程问题为出发点而诞生的，从工作流程上来讲，对医生并非不可或缺。不少医院建设 CDSS 仍是以信息化评级为目的，或仅仅用于医疗知识检索。对于 CDSS 到底能够在多大程度上帮助医生进行诊疗决策，或者说 CDSS 的未来发展终极目标是否能够代替医生甚至超过医生，行业内尚未达成一致的观点。原有传统的 CDSS 停留在为医生提供知识检索和简单的预警，人工智能技术是否能够突破行业技术瓶颈，提供个性化的诊疗方案，这是人工智能技术的行业应用难点，也是 CDSS 行业未来发展的关键。类似于 IBM Waston 在机器开处方这个方向上的尝试，虽然在一些应用场景中的测试表明，通过机器诊疗的出错概率可以低于医生，但当前从医院医生的角度出发，基本不太认同 CDSS 取代医生的看法，而且相比医生而言，患者乃至整个社会对于 CDSS 产品的出错容忍度更低。如果大数据、机器学习、人工智能技术和医疗知识的结合不能在 CDSS 的推理机制和知识库方面快速提升，将会严重影响到 CDSS 行业的发展进度。

（2）行业政策亟须完善。

当前对于具有诊疗决策功能的产品被国家市场监督管理总局认定为三

类医疗器械范围，但因缺少审批经验和审批标准，导致 CDSS 无法获得认证。与其他行业不同，医疗产品事关重大，监管单位对于此类产品资质的审批始终持谨慎态度。行业中不少 CDSS 产品为尽快在医院落地应用，不得不忍痛割爱，将核心的诊疗决策功能删除，只提供客观的量化数字呈现，降级申请二类医疗器械资质。这种方法虽然绕道解决了应用落地的问题，但却在本质上极大地失去了 CDSS 的精髓，缩小了 CDSS 产品的应用场景，限制了 CDSS 的行业发展空间，对于医院和医生的治疗效果和效率提升带来的帮助也非常有限。

（三）虚拟助手

虚拟助手是指利用语音识别、深度学习、自然语言处理等技术，系统基于给定的标准医学指南模拟医生诊断思维自动判断患者病症，为医生提供相关诊断意见和经验，为患者提供导诊及自诊服务。

1. 应用场景

（1）从医生角度来讲，虚拟助手可以 24 小时为医生提供支持，当医生问诊时虚拟医生助理可以快速搜索数据库找到与病症类似的案例进行文献和案例分析，为医生提供诊断辅助建议。相较于医生，利用人工智能技术读取病历并对关键信息予以摘录能提高工作效率；可以在医生治疗期间采集患者数据，一方面达到丰富数据库的意义，另一方面也可监测个人健康数据，基于医学标准就指标的实时变化不断调整治疗方案，促进医生和机器的共同进步。此外，虚拟助手可以代替人力执行大量烦琐的工作，如电子病历录入，可节约医生时间使其有更多精力专注在医学研究和诊断治疗方面。根据资料显示，医生每天花费将近 50% 的时间用于书面工作，因此虚拟助手在电子病历录入方面的协助工作能有效降低医生的时间成本并使其专注于治疗和沟通。

此外，虚拟助手在中医领域也具有辅助价值。中医服务助手可根据患者症状，应用人工智能技术自动识别并理解中医语言，从大量中医医书、指南、文献和老中医治疗经验中提取关键信息，并匹配现代语言，或识别中医和西医对同一病症相同意思的不同表述，再利用中医辨证论治的思维计算方法，计算并给出曾经相似并已治愈的案例供医生采纳，医生根据患者自身的情况，开出合适的处方。

（2）从患者角度来讲，虚拟助手发挥信息库的作用，满足患者的健康咨询需求，为前来就诊的患者指导就诊科室，帮助患者进行前期自诊。虚拟助手需要机器的不断学习和积累，对技术和信息具有很高的要求，事实上广义的虚拟助手包含了电子病历录入、临床决策支持、患者咨询等功能。目前虚拟助手发展还处于初级发展阶段，有待部分企业推出相关新产品。

2. 企业案例

康夫子利用知识抽取、推理、表示等知识图谱构建技术，构建"医疗大脑"知识内核（知识图谱），在保证科学性和数据安全性的前提下，对外提供病历后结构化、医学语义检索等科研辅助技术，同时提供临床决策支持以及全科机器人医生（导诊、分诊、预问诊、问药等产品）服务。IBM 沃森利用认知计算能力对医学文献和临床病历分析研究提出针对单个患者的个性化治疗方案，节约医生时间使其能有更多精力了解患者、服务患者。科大讯飞的智能语音产品"云医声"开发了医生专用麦克风，对医院的嘈杂声音进行去噪处理以排除干扰，将医生说话内容转换为文字录入，并开发相应的方言版本，已在北京大学口腔医院等多家医院投入使用。此外，科大讯飞研发出"晓医"导诊机器人，能与患者对话并理解患者需求，为患者指导疾病对应诊室和科室位置，并在多家医院投入使用。

Your. MD 根据患者当下症状，结合患者过往病史和个人基本特征，以与患者聊天对话的形式提供早期诊断和治疗，并根据患者疾病和当地资源为其就近推荐医疗服务和产品。Babylon Health 研发的在线问诊 AI 系统，依据患者以往病史和 AI 系统与患者的聊天对话所描述的症状，利用语音识别和深度学习技术，识别语音内容，对比患者体征数据库、外部环境数据和疾病数据库，初步判断患者疾病类型及概率并提供建议。

3. 行业痛点

（1）语义关联和标准化术语影响虚拟助手判断的准确性。

语句标准化问题不论是对于患者还是医生都是显著存在的。每个医生都有自己的病历书写习惯，在疾病的表述方式方面也略有差别，有的简写，有的写英文，有的写疾病大类，有的写具体症状；而患者对自身的身体状况和所患疾病只认识到哪里不舒服或疼痛，对于病症的表述有时候并不准确甚至会出现错误，且难以自主想到关联的生活习惯以及一些看似无关的病症以至于忽略关键信息，而事实上同一种病症往往会产生不同部位的并发症状。来自医生的非标准化表达会影响电子病历录入的准确性和病历库的结构化，来自患者的非标准化表述和信息缺失会直接影响医生对疾病的判断结果。为减少这类情况的发生，很多公司开发的虚拟助手采用选择的方式与应用对象进行沟通，但从另一个角度来讲这种沟通方式需要大量的题库储备，应用范围有限。

（2）数据获取难度大，缺乏合理化使用标准。

近年来市场上的互联网医疗企业层出不穷，与医院之间的合作也越来越多。总体来看，医院对外合作较为保守，这与其本身业务性质和单位属性有关，医疗数据事关生命安全和患者隐私，医疗数据的合作需要确保患者的数据安全和隐私。目前 AI 医学影像企业与医院合作较多，其对应疾病较为单一，而虚拟助手涉及大量的疾病类型和知识存储，其发展和应用需要一定的时间和数据积累，市场应用度相对来说较弱，直观效应不明显，企业在获取数据方面遇到一定的阻力。此外，医疗数据使用的伦理问题仍需等待标准的出台。目前有关部门对于医疗数据的可使用范围、合理用途、使用对象、使用期限等方面均未出台细致的规定，这也使医院与企业之间的合作成果收效甚微。

四、基于产品端－用户端的智慧医疗体系

在产品端－用户端体系中，大数据和人工智能技术对用户端的需求和特征进行研究分析，基于用户需求研发产品可提高效率、降低成本，重点应用如数字健康管理和 AI 药物研发。

（一）数字健康管理

《"健康中国 2030" 规划纲要》的发布将人民健康管理提升至重要战略地位，随着人民群众对健康的认识逐渐加深，社会对健康管理愈加重

视。数字技术赋能医疗产业做实居民健康管理，可以提高医疗效率、降低医疗成本。

1. 应用场景

（1）院前健康管理。

人民生活水平的提高和需求层次的变化为健康管理产业带来机遇，在医疗信息系统和电子病历发展的基础上，基于数据的院前健康管理和院后康复管理将成为未来医疗健康领域的重要计划。以此转变治疗范式为预防范式，缓解门诊拥挤状态，提高人民健康素质。人工智能在院前健康管理方面的应用主要体现在健康管理方案的设计、营养学、便携设备等方面。

①在设计健康管理方案方面，人工智能采集个体眼底、心血管、口腔等部位的图像特征和血压、血糖、血样等动态指标，搭建移动健康 IOT 平台和慢性疾病管理数据平台，利用人工智能进行图像分割和分类标注，结合大数据分析技术建立个人健康模型，从而形成快速的风险预测和诊断结果，对比数据库标准，为用户定制个性化健康管理计划。Welltoks 推出 Café Well 方案为保健消费者设计个人健康行动计划，并配置相应资源、给予激励措施，引导消费者实现最佳健康状态。i Carbon X 正在布局智能健康管理平台，联合合作伙伴如研究机构、药厂、体检中心、医院等获取数据，利用人工智能技术为用户提供个性化健康服务。

②在可穿戴设备方面，AI 技术与传统可穿戴设备结合，采集患者生命指数和用药行为等信息，还可根据患者实时信息提供个性化预警反馈。Butterfly 正在研发超声波换能器，该设备可置入手机等移动设备中，贴近胸、腹等部位即可扫描成像并进一步识别可能产生的影响。Cyrcadia 则发明了智能内衣，该内衣可监测人体温度变化并检测早期乳腺癌，目前在等待上市审批。

③人工智能技术还可结合大数据技术，开发风险预测产品。通过研究和对比病历库与患者的基因数据及症状数据，预测疾病可能存在的风险、治疗方案可能产生的效果和不良反应；同时人工智能技术未来可以根据全国或区域健康数据预测某一地区在某段时间内传染性疾病或地域性疾病发生的概率，而这些应用的实现不仅依赖于人工智能技术，更需要大数据的有效利用。

目前关于互联网技术在院前健康管理领域的应用较多的是可穿戴设备。据公开资料显示，韩国于 2020 年 4 月成功研发了新型可穿戴式手环——智能指环。智能指环在外形上比智能手表更小巧方便，可将心脏监测、无线和电池组件放入极小的包装中，没有屏幕、无须每天或每周充电、无须复杂的处理器。在监测准确性方面，智能指环在诊断 AF 方面准确率为 99.3%，在诊断常规（窦）节律方面准确率为 95.9%，当滤除低质量样本时，数字分别达到 100% 和 98.3%，诊断性能与医疗级常规脉搏血氧仪相当。

（2）院后康复管理。

互联网技术可实现患者院后康复管理的场景由医院向社区和家庭的场景转换，降低患者的治疗成本，释放更多医疗资源。以下从身体康复和精神康复两个角度进行阐述。

①身体康复：物联网技术应用。利用物联网技术，将康复产品与 App 联动，通过可穿戴设备收集患者在康复过程中的动作数据，利用大数据分析，传达给专业医生，实现远程监控和指导。人工智能技术应用，新型的康复机器人通过人工智能的深度学习功能，识别患者的异常步态，并及时提醒，可以克服以往的康复机器人需要专业医生实时在旁纠正错误步态的缺点，提高康复效率。脑机接口应用，脑机接口是从大脑收集并记录一段时间内的信号，然后通过分析并转换成命令，从而刺激肌肉或控制义肢或矫形器，实现瘫痪患者与外界环境交互的计算机系统。

②精神康复：VR 技术应用。通过计算机模拟的虚拟环境，为患有抑郁、感知障碍、认知障碍等精神疾病的患者提供环境沉浸感，帮助其快速康复。

互联网技术在随访环节的应用目前仅体现在线上随访平台，待突破的主要难点为随访平台的患者就诊数据通道未打通，仅凭患者提供，难免会出现遗漏，医生随访难以给出准确的判断，效率较低。

总体来说，虽然 AI 健康管理发展快速，但国家市场监督管理总局关于相关医疗器械的认证并不多，未来有待制定行业标准，从医学角度对其运营效果予以优化。人工智能赋予医疗服务的应用目前还处于初级阶段，很多产品正在研发或等待审批或初入市场，其实践效果还难以判定，未来实现产品市场化还需要很长时间的产品优化和市场开发。

2. 企业案例

妙健康通过搭建"妙＋平台",即物联网健康大数据平台,连接超90％的智能设备,还可连接各项医疗健康服务,积累过亿的行为健康数据和身体指标的健康数据。搭建 M 平台,即人工智能健康干预平台,为用户提供个性化的智能健康干预方案。搭建 H 平台,即健康风险分级管理平台,为企业客户提供健康数据智能解决方案,包括健康管理档案、体检报告 OCR 识别、个人综合健康指数评分、异常指标解读、疾病风险预测等。

Alme Health Coach 应用人工智能和物联网技术监测慢性疾病患者身体状况,为其制订日常生活管理计划,通过采集患者运动习惯、用药情况、饮食偏好等数据评估其健康水平并给出改进建议,同时可监控患者睡眠质量、提供用药提醒服务,并推导用药效果的根源。

3. 行业痛点

健康管理支付尚未形成清晰体系,企业盈利模式有待完善。

目前,保险公司对客户、企业对员工的健康管理服务大多停留在体检方面,且并不常见,除此之外的健康管理服务大多是个人付费。人工智能在健康管理领域的介入不可避免地要涉及付费问题,如果只是单纯的个人付费,那么对于企业来说其盈利前景并不乐观。至少在目前国内消费水平日渐上升的形势和公众健康意识薄弱的情况下,2C 端付费模式下消费者对于健康管理难以快速明显地看到成效,市场接受度有限。AI 健康管理企业盈利模式目前还有待完善:2C 和 2B 模式哪种更为成熟？2B 模式下重点面向对象是政府还是保险公司或是一般企业？合作对象是否超脱于政府、患者、医院和保险机构之外？这些都是 AI 健康管理企业市场化发展需要考虑的重要问题。

（二） AI 药物研发

药物研发具有高风险、高投入、周期长的特点,人工智能在该领域的应用能为药企节约大量的时间成本、人力成本和资金成本,使药物研发成功率快速提升。各大药企已经密切关注人工智能的应用。

1. 应用价值

人工智能在医疗领域的应用还包括药物研发。传统的药物研发模式是基于人类提出的研究假设而开始其研发过程，一般需要经历靶点选择、化合物筛选、试验者招募、试验监控、药物审批等过程，其中靶点选择和化合物的筛选通常需要历经 3~6 年的研究时间。药物挖掘成功后随即开始临床试验，首先需要招募足够多的试验志愿者，并根据每次试验结果改善药物组成和结构，其间可能经历 N 次失败，经历几千次甚至上万次的试验、花费 6~7 年时间确定药物最终结构后开始送审等待上市，整个药物研发过程需要 10 年甚至更长的时间，其间花费的试验成本也是巨额数字。据统计，每年全球在药物研发方面的投入高达几千亿美元。根据 Tufts 药物研究中心的数据，每开发一种新药需要花费平均 26 亿美元。德勤会计师事务所2017 年研究报告显示，全球十大药企在药物研发方面均给予了不小的投入，但研发投入回报率却只有 3.2%，投资回报率低于以往 7 年的水平。

在人工智能的作用下，药物研发将基于大数据处理技术分析不同分子组合产生的化合物确定最佳药物结构方案，假设可行程度更大，同时结合病例分析方式进行虚拟试验，在很大程度上降低了研发成本、缩短了研发周期。利用人工智能还可预测药物晶型，确定最佳药物状态和保存条件，避免因药物的不稳定性而产生不良后果，同时预测可能产生的不良反应。据统计，人工智能在药物研发方面相较于传统药物研发方式可以缩短大约一半的周期，每年为药企节约上千亿元的筛选成本和试验费用。目前辉瑞、默沙东等国际大型外企已经在逐步探索大数据和人工智能在药物研发方面的应用，如果能够成功应用将有希望更快地研发出治疗某些绝症的药物，同时造福更多药企；进一步缓解药品市场垄断局面，打破供给不平衡状态，引导药品行业价格的合理走势。

2. 应用现状

目前，人工智能在医药研发领域的应用并不广泛且有待深入。根据动脉网的资料，不同企业在药物研发的不同阶段应用了人工智能，主要包括靶点发现、化合物筛选、化合物合成、优化临床试验设计、药物重定向、患者招募、晶型预测等。其中靶点发现是药物研发的基础工作，也是目前市场上企业应用人工智能最多的阶段。其次为化合物筛选、化合物合成及优化临床试验设计（见图 4 – 20），由此可以发现智能药物研发的应用主要体现在前期药物发现阶段。

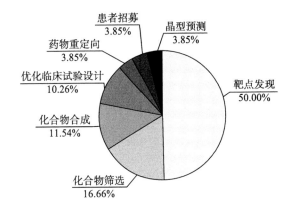

图 4 – 20　药物研发不同阶段的企业分布比例

　　靶点发现是人工智能利用 NLP（自然语言处理）技术学习医学文献进而发现药物成分与疾病之间的关联定位靶点，如 IBM 的云端平台 Watson for Drug Discovery 通过对上百万份医学文献和资料的阅读分析，发现化合物与机体细胞以及疾病之间的联系，给出靶点参考方案；化合物筛选是利用深度学习认知计算或是利用图像识别技术取代或优化高通量筛选，节约筛选费用、提高效率，如 Insilico Medicine 公司的 GAN 和 RL 算法通过对比分析化合物的活性筛选候选分子；化合物合成则是同构研究化合物的特性挑选出对应的小分子化合物进行虚拟合成；患者招募主要是在试验阶段利用大数据和人工智能技术搜索符合药物试验的患者并发出试验邀请，这个应用较少，一方面与市场配合度有关，另一方面目前病历数据的非结构性和非共享性使得招募匹配难度较大；晶型预测决定了药物的稳定性，利用人工智能技术和大数据分析技术确定处于最佳状态的晶型结构；优化临床试验设计主要从试验程序角度出发进行方案设计、流程管理以及数据分析等；药物重定向是挖掘已有药物的潜在特性开发更广的用途，可降低处理无用信息的时间，快速提取有效信息，降低研发成本，缩短研发周期。

　　根据公开资料显示，目前全球已经出现首个 AI 设计药物"涡轮增压"进入人体试验阶段，该药物为可治疗流感的疫苗，在 AI 的帮助下开发周期仅为 2 年，研发团队基于"萨姆"算法，学习历史案例和数据，通过虚拟化合物程序协同设计产生配方，目前正在招募志愿者开展临床试验，为药物研发减少了大量的人力成本和时间成本。

3. 行业痛点

人工智能"黑匣子"特征影响研发者对于 AI 药物研发的认可，性能监控问题是焦点。

传统意义上的药物研发需要厘清靶点发现、化合物筛选等过程的产生机制，保证研发过程的逻辑严密性。在人工智能参与下的药物研发是难以解释的，且需要大量的数据积累，这也是目前人工智能在药物研发暂无成熟产品落地的关键因素。未来对于 AI 药物研发的监管和进入准则是否会与传统的人工药物研发有很大区别还是未知数，药物发现的基础在于对疾病的准确认识和理解，人工智能是否能准确理解疾病并得出合理的研发方案需要大数据的支持和成熟的算法。新技术下的药物研发以怎样的形式和背书进入市场、如何保证药物的安全性和有效性都是值得深思的问题，也是真正落地前需要确认的问题。

五、以支付端为核心的智慧医疗体系

智慧医疗产品的实践应用需要支付体系的有效支持，医疗保险作为支付体系的重要组成部分，其安全性和透明性是智能化发展的前提。医疗保险通过与产品端、服务端、用户端实现信息互联互通，发挥数据价值，有助于减少医疗资金损失、提高支付效率。

通常所称的"医疗保险"在广义上包含社会基本医疗保险和商业健康保险，在狭义上仅指社会基本医疗保险。两种保险的保险标的都是人的身体健康，都可以保证被保险人在遭遇疾病或意外事故所致伤害时能够取得一定的补偿来分散风险，但社会基本医疗保险和商业健康保险是两种性质完全不同的保险类型。具体而言，社会基本医疗保险与商业健康保险存在以下异同。

（1）社会基本医疗保险和商业健康保险的相同点。

①两种保险的功能一致。社会基本医疗保险和商业健康保险的功能和

作用都是为了被保险人在因疾病或意外事故导致的身体健康受到损害时提供补偿来弥补被保险人的经济损失，在客观上都具有保障群众享受医疗服务、稳定社会秩序的作用。

②两种保险的保险标的相同。社会基本医疗保险和商业健康保险都是为被保险人的生活提供医疗卫生保障服务，两类保险的保险标的都是人的身体健康。

③两种保险的运营原理相同。社会基本医疗保险和商业健康保险都是按照大数法则原理，通过集合尽量多的投保人来分散和均衡负担个体可能承担的风险。

（2）社会基本医疗保险和商业健康保险的不同点。

①经营主体不同。社会基本医疗保险由政府统一领导和组织实施，2018 年 3 月我国批准成立国家医疗保障局，作为国务院直属机构，统一管理医疗保险相关的政策制定和组织实施，改变了过去新型农村合作医疗和城镇职工基本医疗保险、城镇居民基本医疗保险分属原卫计委和人力资源社会保障部管理的现象。商业健康保险的经营主体是各具有法人资格的商业保险公司，自主经营、自负盈亏。

②目的不同。社会基本医疗保险的目的是促进社会公平和安定，是政府组织的社会公益项目，不以营利为目的。商业健康保险是保险公司向消费者提供的一种商品或服务，讲求经济效益，追求利润的最大化。

③适用原则不同。社会基本医疗保险强调的是"社会公平"原则，投保人的缴费水平与保障待遇没有直接联系，在给付标准原则上是统一的。商业健康保险通过合同明确投保人和保险人之间的权利和义务关系，投保人是否缴纳保险费以及保费的数额决定了保险公司所承担的赔偿和给付保险金的多寡，即"多投多保，少投少保，不投不保"的原则。

④保障水平不同。社会基本医疗保险的保障目标是通过保险金来保障社会成员能够获得基本医疗服务，因而保障水平相较于商业健康保险来说更加平均但相对较低。与其"多投多保"原则相一致，商业健康保险的责任是根据投保人和保险人的合同规定对被保险人所承担的损害进行保险金的给付，因而投保人可以根据实际情况选择商业健康产品从而获得不同层次的保障水平，其保障水平往往高于社会基本医疗保险。

⑤定位不同。我国提出建立和完善以基本医疗保障为主体、其他多种形式保险和商业健康保险为补充的覆盖城乡居民的多层次医疗保障体系。社会基本医疗保险在我国的医疗保障保险体系中居于主体地位，商业健康保险的定位是社会基本医疗保险的有益补充。

现阶段，公众保险健康管理意识薄弱，商业健康保险发展缓慢。受传统观念的影响，民众在健康管理方面意识薄弱，在疾病预防方面缺乏保险意识。相较于发达国家而言，公众在商业健康保险方面支出很少，每年保险公司在商业健康保险方面的赔付支出远远低于基本医疗保险支出，大多数的医疗支出仍表现在个人卫生支出和基本医疗保险支出，如图 4-21、图 4-22 所示。互联网技术在医疗行业的落地化程度与医疗保险的普及度紧密联系，直接影响到居民和医院对产品的认知与使用，而基本医疗保险的覆盖目录更新较慢，且不可能全面覆盖。因此，医疗保险的应用程度是影响智慧医疗发展的重要因素，政策的日益完善和"互联网＋医疗健康"的深入推进为医疗保险的变革转型带来机遇，医疗保险走向信息化、智能化是时代发展趋势，互联网技术的应用将为商业健康保险的推广和发展带来机遇。

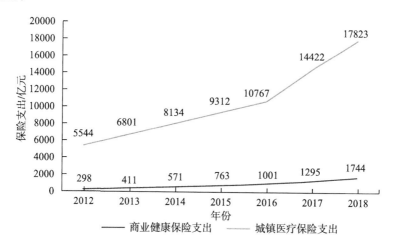

图 4-21 2012—2018 年居民医疗保险支出情况
数据来源：中国产业信息网。

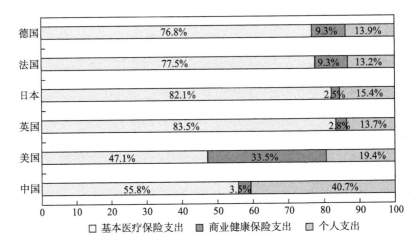

图 4 - 22 各国医疗保险支出情况对比

(一) 互联网基本医疗保险

智慧医疗的广泛应用需要有强大的支付能力作为支撑，这就需要基本医疗保险能够参与到线上支付过程。互联网基本医疗保险的应用已经开始试点，但需要一定的时间，有赖于政策的进一步完善和技术的成熟。

1. 医疗保险移动支付

（1）背景与现状。

现阶段我国群众在医院就诊时普遍存在"看病难"的问题。患者在医院里耗费大量的时间去排队挂号和缴费，而真正用于就诊的时间很少，造成群众对就医过程的不满意和较多的时间浪费，而医保移动支付的应用就是采取线上支付的方式去解决低效率的排队和缴费。

医保移动支付应用需要突破的重点在于医保系统的接入、医院诊疗流程的创新和移动支付技术的支持。目前市场上已经有了成熟的解决方案解决医保移动支付的问题，用户通过绑定社会保障卡就可以实现个人医疗保险的接入，通过微信、支付宝、平安或其他移动支付平台可以实现在线挂号、缴费、退款、对账等服务，打通患者、医院和医保系统的线上通道。

目前医保移动支付正在全国快速发展。据不完全统计，自2016年3月浙江邵逸夫医院成为全国第一家实现医保移动支付的医院以来，全国已有深圳、广州、杭州、青岛、武汉、潍坊、镇江等 60 多个城市在医院就医或药店购药时，不同程度上实现了医保移动支付，未来还将有更多城市的医保支付系统通过不同形式、不同平台实现移动化、在线化支付改造。

如今，"互联网 +"医疗服务已纳入医保报销范围，加快了医保在线支付的发展速度。

2020 年新冠肺炎疫情刺激出大量线上诊疗、线上购药的需求，加速了各地医保在线支付的进程，浙江省、江苏省、山东省、天津市、上海市、武汉市等地纷纷出台政策，开通医保在线结算，在线问诊的诊疗费和药费与线下的医保报销政策相同，参保患者仅需负担自付部分。

（2）政策利好。

①诊疗费和药费纳入医保在线报销范围。此前深圳试点医保在线支付，仅限于医保个人账户支付，还无法实现医保报销。但《深化医药卫生体制改革 2019 年重点工作任务》指出，由国家医保局负责于 2019 年 9 月底前完成"制定互联网诊疗收费和医保支付的政策文件"。2019 年 8 月国家医保局按期发布《关于完善"互联网 +"医疗服务价格和医保支付政策的指导意见》，完成相关政策的制定工作。该指导意见将"互联网 +"医疗服务纳入医保支付的范围内，按照线上与线下公平原则制定支付政策，也意味着医保在线支付可启动统筹账户支付。2020 年 3 月《国家医保局 国家卫生健康委关于推进新冠肺炎疫情防控期间开展"互联网 +"医保服务的指导意见》，将药费也纳入医保支付范围，并鼓励医保部门加强与互联网医疗机构的协作，开通医保在线支付。2020 年 4 月 7 日国家发展改革委、中央网信办印发的《关于推进"上云用数赋智"行动培育新经济发展实施方案》提到"推进互联网医疗医保首诊制和预约分诊制"。

②医保信息化、标准化以及医保电子凭证利好医保在线跨区域结算。2019 年 10 月《国家医疗保障局关于印发医疗保障定点医疗机构等信息业务编码规则和方法的通知》的发布，标志着医保信息业务编码标准已全部制定完成。2019 年 11 月国家医保局启动医保电子凭证，利好跨区域医保在线结算。

（3）典型案例。

深圳是我国第一个实现医保移动支付的城市。2016 年 6 月，深圳市人力资源和社会保障局选定北京大学深圳医院等 17 家试点医院作为医保移动支付试点，深圳基本医疗保险参保人通过在微信、支付宝和平安壹钱包三个平台上绑定金融社保卡就可以在医院直接完成普通门诊挂号和在线缴费业务。之后，深圳医保移动支付改革不断深化，支付平台又增加了建设银行和银联云闪付，医保移动支付服务范围由 17 家增加至 42 家，覆盖了包括大型三甲医院、各区规模较小的医院和一些专科医院，医保移动支付覆盖医院地理范围和层次等级的扩大满足了市民不同的就医需求，使市民享受到了更加便利的医疗卫生和医保支付服务。截至 2018 年年中，深圳市全市医保移动支付绑定参保人数达 330 多万人，交易数量超过 120 万笔，医保基金支付金额超过 1.3 亿元。

微信医保支付是目前我国领先的医保移动支付解决方案提供商之一（见图 4 – 23）。微信医保移动支付凭借腾讯丰富的"互联网 +"行业经验和在移动支付领域的优势迅速切入医保移动支付领域，从 2016 年与深圳市携手试点微信绑定深圳金融社保卡，一键完成"医保 + 自费"的"混合支付"开始，到目前覆盖全国 50 多个城市，微信医保移动支付凭借自身专线部署、安全运维、数据加密和风险监控等多种安全防护手段，利用低开发成本、高用户黏性、庞大的用户基础和众多相关社保、便民和医疗服务的微信平台与政府和医疗机构展开深入合作，为其提供医保移动支付解决方案，助力医保服务升级，便捷百姓生活。

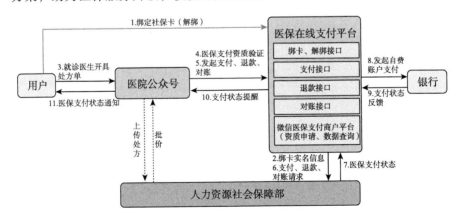

图 4 – 23　微信医保移动支付解决方案

资料来源：微信医保支付官网。

2. 医保智能监管

（1）背景与现状。

如图 4 - 24 所示，2012—2014 年，城镇基本医疗保险基金支出增长率大于城镇基本医疗保险基金收入增长率，直至 2015 年收入增长率超过了支出增长率，随后增长率的差距先缩小后增加，2018 年收入增长率又小于支出增长率。在老龄化加快和慢性疾病蔓延的趋势下，未来城镇基本医疗保险的支出将会持续增长。除此之外，农村群体的医疗保险并未完全覆盖，很多农民在医疗报销手续和流程上存在诸多困难，或对医疗保险认知不够，导致小病拖成大病的情况时有发生，需住院而未住院的群体比例居高不下，在未来农村医疗保险的进一步推动下，医疗保险支出将会进一步增加。因此，政府在医疗领域的预算将持续上升，为避免医保资源浪费，合理控制医保费用是保障医保有效覆盖真正有需求群体的重要途径。

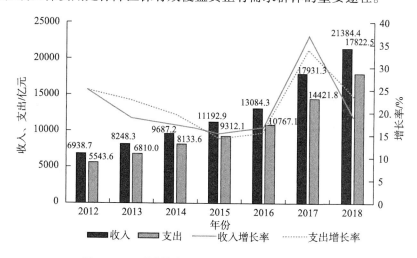

图 4 - 24　城镇基本医疗保险基金收入与支出走势

数据来源：国家统计局。

医疗保险违规问题多发造成医保基金损失。当前我国医保基金还面临各种违规问题，诸如乱检查、乱开药、假发票、冒名就医等违规使用、违法诈骗医保基金的事件时有发生。审计署发布的 2017 年第 1 号公告，公布了基本医疗保险和城乡居民大病保险等医疗保险基金专项审计结果，发现有高达 15.78 亿元的医保基金涉及违法违规问题。

医保智能监管应用是基于医疗大数据、医保大数据的智能监控系统。该智能监控系统利用信息技术建立医疗卫生及医保信息库和数据库，将基本医疗保险药品目录、药品说明书、医用耗材和医疗器械相关使用说明、诊疗路径、临床诊疗指南、国家处方集、医疗保险政策法规、医疗服务设施标准、合理用药规则、诊疗服务规则、医用材料规则、诊疗项目目录、检验检查规则等涉及医疗诊治和医保合规的各种标准、数据、说明等纳入信息库和数据库，再通过人工智能技术对医疗机构及医生在工作过程中的行为进行实时、全程监控，一旦出现违规行为立即做出反馈，并对此进行记录和跟踪。

通过信息技术对医保系统中各个环节的违规、欺诈等行为进行智能监控，提高监控效率、减少经济损失是各国共同的方向，发达国家已经进行了较有开创性的探索。当前美国80%左右的监管型医疗组织机构均通过专业的反欺诈信息系统来对医疗卫生服务中存在的欺诈行为进行监管，帮助工作人员分析大量数据和信息，检测和识别可疑行为，辅助进行反欺诈调查，取得了较好的效果。

（2）典型案例。

平安医保科技的主要业务是为医疗系统提供控费、精算、医保账户、医疗资源管理、健康档案应用等管理服务。平安医保科技依托其所开发的人工智能和大数据模型，通过多维度的机器学习方法来检测医保欺诈、浪费和滥用行为，可以有效保障医保基金的运行安全、降低医保监管成本并提升监管效率。2017年，平安医保科技审核医疗费用逾1912亿元、2.27亿人次，为政府医保筛选出异常费用240亿元。2017年，厦门利用平安医保科技建立的"药老鼠"模型，查处骗取医保基金2996万元、涉案人员289人的"诈骗社保基金案"。

成都数联易康科技有限公司创立于2015年，是一家利用信息技术为地方政府、医疗机构、商业保险公司等提供大数据医保智能审核和监管、辅助政府决策、医疗行为监管等服务的第三方服务提供商。公司自主研发针对医疗保险的大数据算法模型，打造基于大数据的医疗保险审核、监管、决策系列解决方案。目前旗下针对医保控费业务的产品主要有"医保业务精细化管理方案"和"医保大数据监管方案"两项，其中"医保业务精细化管理方案"是借助信息化手段定向打造集智能预审、指标综合管理、单病种管理于一体的综合性医保业务精细化管理方案；"医保大数据监管方案"致力于通过机器学习、神经网络分析和人工智能等一系列先进的信息技术手段来解决医保监管过程中所出现的问题，做好事前感知动态、事中挖掘分析和事后宏观调控。

3. 应用痛点

医疗保险移动支付改造过程复杂，目前市场应用重形式轻防御。

患者身份识别是移动医保支付的重要基础，利用人脸识别和指纹识别技术，现场采集信息确认身份，可防止欺诈骗保行为的发生。AI技术的应用尤其是在医疗领域的应用，需要大量实践的证明，并存在实际的问题：移动医保支付的全流程优化需要医院信息系统改造配合，衡量这一行为为医院带来的业务影响和运营成本也是企业、医院及政府机构需要考虑的因素。医院不同于其他的服务机构，作为一个需要24小时随时服务且关乎生命安全的机构，医院必须时刻保证系统运转正常，而政府每做一个决策也需要考虑医疗市场的秩序和医患之间的关系，避免产生不必要的矛盾。移动支付流程改造过程复杂，使得医保移动支付进程缓慢，目前市场应用注重形式的变化（如加快支付速度、操作便捷化等），但在患者信息安全方面仍需加大研究和保障力度，例如支付系统的防御能力，保障支付过程中系统不被黑客或恶意行为侵入盗取患者个人信息。

（二）互联网商业健康保险

全球慢性疾病呈现低龄化趋势，生活环境和日常习惯的改变促使疾病结构发生转变，健康保险潜在市场扩大。根据《中国居民营养与慢性病状况报告（2015年）》，2003—2013年，我国居民糖尿病、心血管疾病以及癌症等慢性病患病率从12.33%增加到了24.52%，因慢性病死亡的人数占疾病总死亡人数的86.6%，该数字也在持续增加。

生活水平的提高推动需求层次升级，保险的市场认知日渐深入。目前，大多数城镇居民均已缴纳社会基本医疗保险，农村也广泛实行新农村合作医疗制度，旨在通过保险金来保障社会成员实现医疗互助救济，补偿劳动者因疾病风险造成的经济损失。然而基本医疗保险制度对疾病种类有一定的要求，只对特定药品和项目予以报销，同时报销金额设置上限和下限，难以满足不同人群的多样化需求，现有的医疗保险模式与实际的医疗消费水平之间产生矛盾，由此以多投多保为原则的商业健康保险便产生了。

1. 产业体系

商业健康保险是指由保险公司对被保险人因健康原因或者医疗行为的发生给付保险金的保险，具体险种包括疾病保险、医疗保险、护理保险、失能收入损失保险以及医疗意外保险。其产业链条是对健康保险产品经营业务活动的梳理和概括，可分为产品开发、渠道销售、核保承保、运营服务、核赔理赔五个环节。互联网健康保险则是通过应用保险科技在健康保险产业链的各个环节进行赋能，包括通过大数据分析进行产品风控和精准营销、通过区块链技术进行保险反欺诈、通过人工智能进行智能理赔等。大型保险企业在进行健康保险经营时往往会在企业内部设立相关部门并通过分工协作覆盖链条内容；中小型保险企业则往往以保险产品作为纽带与专业的第三方机构展开合作，完成相关的业务流程。"互联网 + 健康保险"产业的发展需要生态体系内各个成员角色的协同合作与支持，产业体系的构成可以产业链为核心，从内外两个维度予以划分，包括产业链上中下游各个环节的企业，产业链外部支持和监管机构（见图 4 - 25）。在互联网健康保险体系中，以保险公司为核心，由相关技术支持公司、销售渠道服务公司、第三方服务公司和医疗健康机构分别提供相应的服务和资源，并在监管和行业自律机构的监督管理下，共同为保险用户提供一体化的"保险 + 医疗"服务，同时健康保险业务的发展受到中国银保监会等机构的监督和管理。

2. 市场分析

相较而言，商业健康保险服务范围广泛，面对不同的消费群体具有多样化产品组合，投保人可以根据实际情况选择健康保险产品从而获得不同层次的保障水平，其保障水平往往高于社会基本医疗保险。由此，商业健康保险逐步成为医疗服务领域的重要组成部分。艾瑞咨询资料显示，2020年我国健康保险市场以 26% 的渗透率计算，人均每单消费价增长到 3500

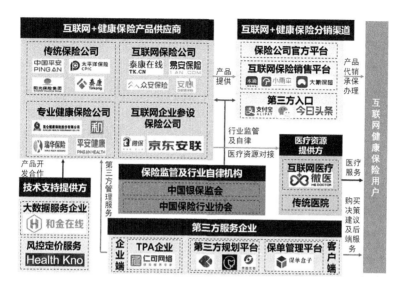

图 4 - 25　互联网商业健康保险产业体系

元，市场将达到 1.3 万亿元。前瞻产业研究院统计数据显示，在 2020 年我国健康保险保费收入将首次突破万亿元。2019—2023 年年均复合增长率约为 16.45%，并预测在 2023 年我国健康保险保费收入将达到 11995 亿元。如此庞大的健康保险市场必然会形成重要的产业，互联网技术以不同的形式切入商业健康保险各个环节中，包括产品设计、营销咨询、核保理赔等，成为产业转型升级的关键推手，促进健康保险产业向生态化、智能化、创新化方向持续发展。

（1）经营主体。

我国互联网健康保险市场呈寿险公司为主、多主体共同经营的格局，市场规模持续高速增长，其中疾病保险和医疗保险更受市场青睐，是互联网健康保险市场增长的主要动力。健康保险公司、人寿保险公司、养老保险公司均可在获中国银保监会批准后经营健康保险；财产保险等其他保险公司则可在获批后经营短期健康保险。其中除专业健康保险公司外，保险公司应按要求成立专门健康保险事业部来经营健康保险业务。根据中国银保监会公布的《健康保险管理办法》经营健康保险的保险公司应当持续满足的条件包括：①建立健康保险精算和风险管理制度；②建立功能完整、相对独立的健康保险信息管理系统；③建立健康保险业务单独核算制度；

④建立健康保险数据管理与信息披露制度；⑤建立健康保险核保制度和理赔制度；⑥配备具有健康保险专业知识的精算人员、核保人员、核赔人员和医学教育背景的管理人员；⑦银保监会规定的其他条件。

根据《互联网保险业务监管暂行办法》，经保险监督管理机构批准设立并依法登记注册的保险公司可在银保监会的监督管理下，通过自营网络平台、第三方网络平台等进行订立保险合同、提供保险服务，健康保险的线上展业成为众保险公司推进健康保险业务的重要途径。

现有的商业健康保险经营主体以人寿保险公司为主，人寿保险公司因为起步早、对人身保险经营有更多经验积累而成为目前市场中的主要参与者，市场形成了寿险公司为主、多主体共同参与的格局。如图4－26所示，据统计，截至2018年上半年，我国经营商业健康保险的公司约有150家，较2017年年末新增2家，较2016年新增12家，其中人寿保险公司有71家，占比47.3%；财产保险公司有68家，占比45.3%；专业健康保险公司有7家，占比4.7%；养老保险公司有4家，占比2.7%。各保险公司在开展健康保险业务的时候基本是通过互联网科技实现渠道和产品的双重革新。

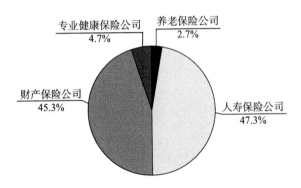

图4－26　2018年上半年我国商业健康保险经营主体情况

数据来源：《中国健康保险发展报告（2019）》和《保险行业专题：我国商业健康险现状及创新发展方向》。

目前我国健康保险经营主体主要有人寿保险（寿险）公司、财产保险（财险）公司和专业健康保险公司，三者在经营情况上分别有以下特点。

由于我国专业健康保险公司起步较晚，专业化优势不足，市场拓展面临人寿保险公司、财产保险公司的竞争。相较而言，专业健康保险公司在业务开展上有局限性，其在健康保险市场上的表现并不出彩。目前我国有7家专业健康保险公司，分别为复星联合健康保险股份有限公司、昆仑健康保险股份有限公司、和谐健康保险股份有限公司、平安健康保险股份有限公司、中国人民健康保险股份有限公司、瑞华健康保险股份有限公司、太保安联健康保险股份有限公司。各专业健康保险公司保费规模仍处于较低的水平，且盈利性相对较差，多以价格优势尝试扩大市场。除和谐健康保险股份有限公司因故暂缓信息披露外，6家专业健康保险公司只有平安健康保险股份有限公司和中国人民健康保险股份有限公司凭借集团化运营优势实现盈利，其余企业都处于亏损状态。

当前在我国健康保险经营领域，寿险公司有着明显优势。鉴于以往对其他保险经营的基础，寿险公司积累了一定的人身大数据和客户群体资源，在人身保险的精算风控、推广销售、运营管理等方面有更多的经验和优势，整体利润率相对较好。在资本市场低迷、行业监管加严等多种因素的叠加影响下，近两年寿险业发展承压，不少寿险公司选择进入健康保险这一新赛道，寻求业务转型的机会。其中平安人寿和国寿股份两家保险公司的保费收入规模领跑健康保险市场，且利润较往年有明显增长。

高速发展的健康保险业务推动财险公司涉入。在车险市场整体放缓的背景下，财险公司尤其是中小保险公司纷纷加码短期健康保险业务，希望以此脱离车险的"红海困境"。与寿险公司相比，短期健康保险与财险公司的其他业务盈亏相关性较弱，发展短期健康保险预期可以优化其业务结构、平滑损益、拉动保费规模的增长。但同时财险公司在发展健康保险业务方面较寿险公司有着明显劣势：我国财险公司只能提供不含保证续保条款的、期限为一年及以下的短期健康保险产品，而短期健康保险保费较低，盈利性不强；财险公司缺乏开展健康保险业务的经验，对健康保险的经营管理能力较弱，展业成本较高。目前，多数财险公司在进军健康保险领域时还是从互联网渠道切入，通过低定价和平台流量来争夺客户，出现了部分"百万医疗险"网红产品。激进的定价策略和对健康保险业务专业经营能力的不足使短期健康保险拉动财险公司业务规模快速增长的同时也带来了财务风险。目前，大多数财险公司的健康保险业务仍处于承保亏损状态，其中包括安心财产保险股份有限公司、易安财产保险股份有限公司、众安在线财产保险股份有限公司和泰康在线财产保险股份有限公司4家互联网保险公司。

（2）市场规模。

据中国银保监会披露的保险业经营情况信息，2019年中国健康保险原保险保费收入达7066亿元，保费增速达29.7%，实现保费收入多年持续增长，但增长速度浮动较大，如图4-27所示。

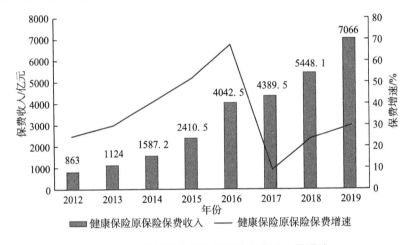

图4-27 我国健康保险原保险保费收入及增速

数据来源：中国保险行业协会。

而在线上业务方面，如图4-28所示，互联网健康保险在互联网人身保险中所占比重持续提升，2019年比例达12.7%；规模保费从2015年的10.3亿元增长至2019年的236亿元，4年间增长超21倍，较2017年的59.0亿元规模保费有大幅增加，相较于互联网人身保险总规模保费走势低落的情况，互联网健康保险业务表现亮眼。

自2013年众安在线财产保险股份有限公司获得国内第一个网络保险牌照后，传统的保险公司、互联网巨头和初创互联网保险公司纷纷入场。目前我国互联网渠道销售在保险收入中占比不高，主要有两点原因：一方面互联网保险模式介入时间较短，发展还不成熟；另一方面，保险相对来说属于大额支出，且其签约条款关系到未来报销事项，消费者决策慎重，更偏向于现场咨询购买。2016年受金融政策和保险行业机构调整的影响，互

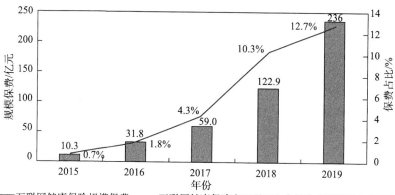

图 4 – 28　2015—2019 年中国互联网健康保险规模占比情况

联网保险渗透率出现下降。但从技术角度来说，电子商务在其他零售行业的发展历史已久，信息技术基本成熟，图 4 – 29 所示为健康保险在线交易流程图。因此相较于医疗行业的其他智慧应用，进入该行业壁垒较低，在拓展市场、提高销量的同时花费的运营成本也并不高，不失为一个高性价比的营销渠道。

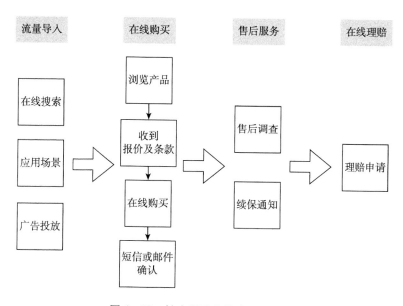

图 4 – 29　健康保险在线交易流程图

（3）细分市场。

商业健康保险可分为疾病保险、医疗保险、护理保险、失能收入损失保险以及医疗意外保险。其中，按照中国保险行业协会人身保险产品信息库中的细分条目，医疗保险可细分为定额给付型和费用补偿型，疾病保险可细分为防癌险、重疾险和其他疾病险。按险种来看，我国的健康保险产品以医疗保险和疾病保险为主，护理保险和失能收入损失保险存在供给不足的问题。因此重点对医疗保险和疾病保险进行分析。

疾病保险是健康保险保费收入中占比最高的险种，其中又以重疾险最受市场欢迎。2019 年疾病保险的原保费收入达 4550.5 亿元，占健康保险原保险保费收入的 64.4%；其中重疾险原保险保费收入达 4107 亿元，增速达 29.3%。而在互联网人身保险市场上，重疾险规模保费达 54.4 亿元，增长率 60.7%，占互联网健康保险总规模保费的 23.1%；其他疾病保险占比为 11.9%，防癌保险占比为 3.7%。❶ 目前市场上重疾险呈现多样化发展的态势，保险公司通过对产品保障范围、可选附加责任、承保条件不同的设计形成差异化竞争，保险责任也从最初的单独重疾责任发展到目前涵盖重疾、轻症、中症以及疾病终末期等责任，赔付方式也从确诊一次性给付发展为可实现分组及多次赔付。市场上的热门产品包括平安人寿的"平安 2019"、友邦保险的"全佑惠享 2019"等。

目前，我国医疗保险仍以价格相对低廉、保障水平较低的普通医疗保险为主。2019 年医疗保险保费收入占健康保险保费收入的 34.6%，增速达 32.4%。而在互联网健康保险市场，得益于线上渠道的兴起，以高额的保险金额和较低的保险费用为核心卖点的百万医疗险受到追捧，典型产品如平安健康推出的"平安 e 生保"。此类产品依托互联网平台或移动终端，实现随时随地便捷投保，吸引了大量年轻消费者。2019 年互联网费用补偿型医疗保险规模保费为 144.7 亿元，增长率 126%，占互联网健康保险总规模保费的 61.3%。❷ 同时，随着高净值人群的增长，我国高端医疗保险市场也有所发展。相比普通医疗保险，高端医疗保险一般在医疗资源选

---

❶ 中国保险行业协会，http：//www.iachina.cn/art/2020/3/26/art_22_104430.html.
❷ 中国保险行业协会，http：//www.iachina.cn/art/2020/3/26/art_22_104430.html.

择、费用报销额度、保障范围上限制更少，且提供健康管理等附加服务提升用户体验，典型产品如万欣和的"精选计划全球保障高端医疗险"。

商业健康保险市场中，失能保险和护理保险市场占比较小，供给不足。2019年失能保险保费收入为7.066亿元，在商业健康保险保费收入中占比仅为0.1%。现有失能保险产品中有很大比例是为特定职业人群（飞行员、运动员、职业艺人等）或者团体保险而设计的。截至2019年9月，中国保险行业协会人身保险产品信息库中登记的在售的失能收入损失保险有27款，其中有11款为附加险，主险仅有16款，代表产品有复星联合健康的"复星联合团体失能收入损失保险"。2019年护理保险保费收入63.6亿元，在商业健康保险保费收入中占比0.9%，❶ 其保费收入大部分由长期护理保险试点贡献。由于护理保险具有天然的长期保障属性，不适于短期产品设计，目前市场上护理保险产品的供给方主要为专业健康保险公司和寿险公司。截至2019年9月，中国保险行业协会人身保险产品库中可查询到的在售护理保险共有92款，其中主险61款、附加险31款，代表产品有人保健康的"常无忧日常看护个人护理保险"。

2019年12月1日起正式施行的《健康保险管理办法》首次将医疗意外险纳入健康保险中，加强医疗意外损害保障对于保护患者利益、减少医疗纠纷具有重要意义。

3. 竞争格局

从主营业务角度来看，开展互联网健康保险产品业务的企业涵盖财险公司、寿险公司、健康保险专营公司等。与我国保险业整体竞争格局相似，商业健康保险行业呈现高度集中化趋势。其中健康保险保费收入高于800亿元的中国平安和中国人寿为第一梯队，2018年中国人寿健康保险保费收入达836.1亿元，中国平安长期健康保险保费收入达901.1亿元，两者合计保费收入达1737.2亿元，市场份额占比高达31.9%。而我国四大上市保险公司中，除中国平安和中国人寿领跑健康保险市场外，新华保险和中国太保健康保险保费收入也分别达到425.7亿元和330.1亿元。中国

---

❶ 2019年我国健康险行业发展现状及行业结构分析，互联网健康险是行业发展亮点［EB/OL］．http：//www.chyxx.com/industry/202006/877259.html.

人寿健康保险业务增长速度分别为 23.5%、36.1%、36.2%、59.9%，增长速度高于行业平均水平。❶ 虽然互联网业务的开展在一定程度上有利于中小保险公司解决线下渠道铺设不足、品牌影响力弱的痛点，通过线上精准营销、推出高性价比产品等方式获得发展空间，但整体而言当下互联网健康保险行业仍然马太效应显著，大型老牌保险公司优势明显，具体表现为：

大型保险公司的业务协同和规模效应显著。大型保险公司大多已有相对成熟的财产险、寿险业务，在进入健康保险这一新领域后可以通过客户分享、交叉销售等方式快速在健康保险市场占据优势，内部协同效应好。例如中国平安，旗下的平安健康、平安人寿、平安养老、平安财险等子公司均有涉及健康保险业务，母公司可通过关联交易、资源配置实现业务间协同发展，集团化经营优势明显。同时，大型保险公司对上下游销售渠道、后端服务提供商议价能力可观，且自有销售渠道、运营团队、服务团队建设已相对成熟，在运营中可有效摊薄成本，规模效应显著。

大型保险公司具有较强的品牌影响力。保险产品具有保障性和投资性，消费者在选择产品时仍会着重考虑对应保险公司的口碑和实力，已在市场上占据优势的大型保险公司推出的产品更受市场欢迎，品牌带来的产品溢价高。中小保险公司为拉动保费规模增长往往通过降低费率、提高保障金额来提高产品的性价比，盈利水平低；或采用风险倾向大的投资策略，以通过更高的投资回报率推动盈利增长。长期来看，中小保险公司面临的经营及投资风险和可持续性挑战将制约其发展。

大型保险公司科技投入力度可观。随着保险行业发展的整体成熟，保险科技的运用成为健康保险行业获得超平均水平发展的关键。人保、平安等大型保险公司通过资本优势在各保险科技如基因技术、区块链、云计算、大数据、人工智能、互联网与移动技术等方面的自建和合作都有较大的投入，并在业务链条的各环节都实现了一定的应用，技术先进性上处于前列。中小保险公司往往难以大规模地进行全流程的技术基础建设，与第三方技术服务商合作时缺少议价能力，对其整体运营带来压力。

---

❶ 数据来源：各保险公司 2018 年年报。

4. 应用场景

（1）开发定价。

健康保险产品的设计开发是企业业务流程的开端，企业在设计产品之前需要充分了解和调研外部环境和自身情况，并在此基础上对产品进行可行性分析。市场调研和可行性分析环节属于产品开发的前期准备工作，其重要的参考因素主要表现为：宏观环境、市场结构、竞争对手、企业定位等。根据国务院、银保监会、国家卫生健康委等相关部门发布的健康保险政策建立的红线范围和鼓励倾向，确定产品底线和战略方向；依托一定的市场调研方法，掌握新形势下客户对健康保险的需求程度、需求类别和需求差异，以此确定产品设计的核心功能要素。对比标杆企业的产品特性，结合企业定位、使命和主要业务，明确企业产品竞争战略，据此给出产品概念模型。

产品的开发离不开定价问题。一般来说，健康保险产品的定价不只定位于以风险概率计算的纯保费，由于保险公司本身业务人员规模大、旗下对接渠道繁多，产品价格还应该包含由此产生的附加保费，用以覆盖其经营成本、一般收益，对于大型企业和市场供不应求的情况，企业还会在"纯保费＋成本＋一般收益"的基础上增加品牌溢价和市场溢价，而数据则是决定这些定价因素的重要标准。

面对目前产品开发定价的痛点，保险公司可以基于大数据和人工智能技术，在不侵犯客户数据隐私的前提下，收集并分析相关数据赋能新产品精准开发和定价，满足个性化需求、有效控制风险成本。在此基础上，很多保险公司开始开发为已患病客户提供的保险产品，扩大市场份额，也使更多群体获得健康保障。经研究发现，目前互联网技术在健康保险产品开发定价方面的应用包括但不限于：

①大数据精准分析疾病模型，开发带病投保产品。互联网技术在大健康行业的应用和渗透背景下，保险公司加大了与医疗机构、体检中心、药企等大健康领域的合作，通过行业医疗数据的分析建立疾病模型，研究影响某种疾病的若干因素及其可能引发的并发症，勾勒风险群体用户画像特征，据此因病制宜，推出患病人群的带病保险。一方面增加保险公司保费收入和行业竞争力；另一方面也为更多的普病人群提供健康保障，扩宽保

险市场，形成差异化优势。

依托于大数据在精算定价和疾病模型方面的支持，我国互联网保险服务平台"大特保"推出了肝病险，其保障范围覆盖3种高发肝病：肝癌、慢性肝衰竭失代偿期、急性/亚急性重症肝炎。据统计，我国拥有9000万名乙肝病毒携带者，肝病险的推出避免了很多患者被拒保的情况，是我国疾病防控和保障领域的一大进步。

②由被动理赔转向主动防治，附加产品的健康增值服务。为降低理赔风险，保险公司意识到，只靠提高产品价格和严格审核不是其降低理赔、提高利润的长久之计，同时这也不利于维护客户关系，理赔过程过于刁难会导致更高的投诉率，保单投诉率是中国银保监会评估保险公司业务质量的重要标准之一。因此，保险公司需要从为客户服务的角度出发寻找差异化、可持续的控费策略。目前很多保险公司开始注重客户的健康管理，与多家互联网医疗机构、体检公司、可穿戴设备公司等合作，主动为客户提供周期性防癌筛查和体质检测，及时监测客户身体异常情况，真正从顾客需求出发，以早筛早治疗的方式降低疾病发生率，在给客户带来良好体验的同时减轻公司和客户的负担，实现双赢。

泰康在线研发的"ai（癌）情预报险"通过线上测试的方式为用户进行肿瘤早筛，泰康在线邀请国内多位资深肿瘤专家，以多学科交叉研究方式，制定一套标准的肿瘤筛查问卷，用户在短时间内完成线上调研，并初步测出自己的患癌风险，泰康在线根据用户实际健康状况提出健康管理建议。对于高风险人群，泰康在线提供一滴血早癌筛查。借助互联网技术，泰康的这款产品实现了线上销售、线上投保和线上健康管理服务。

③风险评估精准化，实行个性化定价模式。传统的保险公司投保服务和风险管控数据多源于行业数据、统计数据、专家意见等，相对来说，数据具有碎片化、宏观性、滞后性的特点。现依托大数据技术，保险公司能实时准确定位数据分布、规模、特征，准确筛选、归类、分析，进而建立用户数据模型，进行用户研究和风险预测，基于此为产品定价和方案开发提供依据。此外，保险公司与体检机构和医疗机构合作，以产品基础标准为参考，分析不同客户的健康数据进而差别定价。

阳光健康"随e保重疾险"（智能版）在客户授权的前提下，以数据加密的形式对客户的健康分值进行风险评估，使客户能全面直观地了解自身健康情况，并据此对不同健康分值的客户设计不同的保费。众安"尊享e生"应用大数据和云计算等互联网技术，实现了产品后台运作流程透明化，并基于不同人群的生活规律挖掘不同需求，对产品进行优化和更新。

（2）营销咨询。

1992年，保险行业引入代理人模式，自此保险业的销售咨询大多以代理人为主要群体，保险由市场需求推动模式逐渐转化为主动推销模式。保险代理人的大量加入、人员素质的良莠不齐、培训体系的不完善导致整个保险行业营销局面乱象丛生，销售误导、专业性差、频繁推销等降低了客户体验的好感度，引发了一系列的投诉纠纷和市场对保险行业的抵触。经过多年的发展，类似于电话骚扰类的推销方式有所减轻，部分保险公司通过互联网平台和人工智能技术，直接对接消费者，消费者也能通过网络直观了解健康保险条款和责任情况，避免被误导。

健康保险企业为维护与客户的关系，避免代理人过度营销和知识误导等问题，基于大数据和人工智能技术，在营销咨询过程中开始应用互联网技术，可以有效弥补代理人的知识盲点，尤其是医疗知识领域，降低企业渠道成本，规范投保流程。具体而言，互联网技术在健康保险领域的应用如下。

①智能保顾。从事健康保险业务的企业借助于人工智能和大数据技术研发或引入智能机器人实现客服的实时在线。基于知识图谱和大数据技术，机器人学习、记忆相关知识，在用户咨询投保相关问题时，只需要输入自己的基础信息、健康信息、需要解答的疑惑即可获得智能机器人的实时反馈。当用户需要进行投保时，智能保顾运用生物认证、大数据等技术为客户进行线上投保业务的办理。

风险管家与复旦大学中国保险科技实验室联合开发了智能保险顾问"大白"。"大白"结合互联网背景下消费群体的特征和需求，以随人、随需、随时、随地的标准，覆盖包含18种常见疾病风险及个人健康、意外、家庭等综合风险测评两大类别的知识服务，实现全天候零距离服务、低成本高效率运营，试图降低企业客服成本、提升客户体验。

"阿尔法保险"是太平洋保险推出的智能保险顾问产品，基于公司1.1亿保险客户数据，以家庭保险需求为导向，通过基本信息、家庭结构、收入支出、资产负债、社保福利、生活习惯6组问题，利用大数据算法，构建个性化的家庭保险保障组合规划，解答用户保险相关的咨询问题。基于微信小程序，用户可以通过语音或文字聊天方式咨询"阿尔法保险"机器人，了解保险常识并获取针对个人及家庭需求的保险规划建议。

②精准营销。企业应用大数据技术观察用户和潜在用户群体的行为特征、生活方式，分析并预测其保险需求，根据用户的健康保障度、健康资料完整度等情况建立用户画像并评级，锁定目标客户，并据此为其定制个性化健康保险产品方案。借助网络平台、社交软件等工具将企业理念和产品方案传递给健康保险客户，即从用户分析和产品推广两个维度实现互联网技术的应用，以此在降低营销成本、提高效率的同时避免因频繁推销造成的品牌价值受损。

众安科技为传统保险公司提供数据时代下的智能营销解决方案，输出从寻找目标客户、全面客户洞察、智能精准触达到规则管控、效果分析的一站式、全链路智能营销，打造智能营销闭环生态系统，助力企业构建以客户旅程和体验优化提升为核心的业务体系。传统保险公司可通过 X-Man智能营销平台以多种形式精准触达目标客户，通过全链路效果评估与分析不断指导、调整和优化策略方案，从而全面提升客户服务能力、精准营销能力和二次营销能力。

（3）智能核保。

核保是在投保前对被保人个人情况的审核，是保险公司风险控制的重要环节，具体主要分为职业核保、财务核保和医学核保三个方面。不同的职业患病风险不一，一般来说，从事体力劳动工作的人比普通白领风险要高；不仅是客户选择保险公司，企业在选择被保险客户时也要分析其保费是否能与其收入匹配。从一般意义上讲，重疾险的保额不得超过年收入的10倍；对于投保群体来说，其自身身体健康情况是影响核保结果最重要的因素，如生活习惯、已有病史、遗传因素等，这些决定了核保结果为标准体承保、延期、除外、加费、拒保等。

健康告知是核保的重要工具之一。但基于很多客户对于医学和保险知识了解浅显，投保过程中需要专业人士辅助核保，为降低人工成本、提升效率，很多保险企业制定了核保标准，由人工智能辅助核保工作开展。

传统核保模式中，核保员逐一审核客户提交的医疗材料，包括电子文档、图片、表格、影像资料等，重复工作繁多。人工智能通过深度学习辅助核保人员识别一些结构化数据和资料并进行初步分析，并向核保人员反馈可疑问题定位点，由核保人员进行复核，减少核保人员工作量，加快核保速度，提升流程效率。

"平安 e 生保"平台推出的智能核保即是该模式的应用，在提高效率的同时也为企业建立更为精确的风险防范标准。通过线上人机交互模式完成健康告知。该系统包含三个功能：在线互动、缩短空中契调、在线核保。在线互动基于已经建立的决策树，根据客户的问题和回答不断调整对话内容，优化用户体验；缩短空中契调周期，从原本的 2 天左右缩短到半小时以内。

众安在线推出的"尊享 e 生"智能核保以用户体验为核心，精确度量用户关注的疾病领域，在核保结束后针对不同用户情况给出核保结果明细，实现客户定制化营销和服务。

（4）事件理赔。

健康保险理赔主要包含申请理赔、理赔审查、理赔给付三大部分。当投保人在产生与医疗相关的费用时，应按照事故类型确定需要理赔的险种，如因意外事故导致住院可以选择的意外险、日常就医可以选择的门诊医疗险和住院医疗险、重大疾病所需的重疾险、网红百万医疗险等。保险事故发生后投保人需准备相应的材料与保险公司对接申请保险金来保障自己的权益。在理赔审查过程中保险公司需要对投保人提供的材料分别计算，并考虑投保人发生的治疗费用是否在等待期内，投保人所投险种之间是否存在赔付冲突，对投保人的历史就医记录进行审核查验，健康告知是否如实告知等，基于一系列的计算和审查后，给出理赔结果。在审核通过后，保险公司需及时给付保险金。

借助图像识别、NLP 以及深度学习技术，人工智能对客户保单和提交的理赔材料迅速审核，以高于人工几倍甚至几十倍的速度提供审核结果，精确度也会提升，人工需要做的仅仅是在机器审核的基础上进行重点内容的复核，而对于大量重复性内容、非重点信息则交给机器去匹配、比对、审核，在提高效率的同时也有效降低了理赔成本。在区块链技术的应用下，智能合约的应用将使整个理赔过程实现线上化，当理赔事件发生时，客户通过线上提交相关材料，机器智能审核，当满足理赔条件时，机器将自动派发赔付任务。同时区块链技术的溯源性和分布式记录将使得各个领域的信息实现有效互通和不可篡改，客户能全面了解保险知识、实际内容、保险公司信用等，对于企业来说也能更好地避免骗保欺诈行为的发生。据普华永道计算，将区块链技术应用于保险业将使企业节约 15%～20% 的运营成本。

日本保险公司 Fukoku Mutual Life Insurance 在 2017 年即引入 IBM Watson，以此代替 34 名赔付专员。IBM Watson 以图像识别技术扫描病历、诊疗记录，利用 NLP 技术对理赔资料进行提炼，代替了大量的人工重复性工作，并为保险公司每年节约大概 1.4 亿日元的人员成本。

弘康人寿保险股份有限公司在 2018 年将区块链技术应用到所有理赔结果中，成为行业首家借助区块链技术公开全部理赔结果的保险公司，推动保险行业理赔走向公开透明。新上线的"理赔区块链"功能显示该公司理赔用户 2017 年度获赔率达 94%，另外 6% 未获赔的案件主要基于投保时未如实告知、恶意投保等原因。此外，客户还可通过功能页面提供的交易码到第三方区块链平台验证理赔信息是否真实。

5. 行业痛点

（1）保险公司智能技术不足制约产品开发定价。

商业健康保险的定价需要根据疾病的发生率、医疗费用等动态数据建立统计精算模型来识别和评估相关业务风险，从而在产品开发环节实现精准的定价和有效风险控制。而目前我国的医疗健康大数据仍处于"信息孤岛"的状态，各机构数据标准不一、数据繁杂而质量不佳。随着移动互联网的发展，保险企业积累了大量的数据，包括结构化数据、半结构化数据和非结构化数据等，采用传统的技术手段已难以在指定的时间内完成大规模数据的分析，而大数据、人工智能等复杂且更新迭代快，新技术层出不穷，一般保险公司难以有效掌控，更难以利用不断发展的数据智能新技术有效支撑企业生产应用系统，难以深度挖掘数据价值，导致数据利用率低，生产中出现问题难以快速解决。同时保险公司自建大数据集群，通常一次性投入服务器资源规格较高，导致成本高，性价比并不可观。

（2）技术应用具有双面性。

大数据和人工智能技术的确使得保险工作过程更加理性化，降低了保险过程中的不确定性。同时，过度依赖技术会导致产业发展受限，缺少人文价值附加，而新兴技术的应用和对行业的变革也将对传统保险制度形成挑战，未来保险制度需要基于新技术的特点随之革新，将是漫漫长路。此外，大数据和人工智能的应用在未来将面临一大部分的保险人员失业问题，由此产生的社会问题是技术革新无法避免的，如何平衡技术应用与社会问题是值得深思的问题。

第五部分

展望篇

智慧医疗建设呈现稳健发展趋势，但现阶段智能化应用水平远远达不到预期，在实践落地过程中遇到了诸多困难，如医疗数据信息化程度不够、不同医疗机构数据结构差异显著、数据共享存在行政壁垒、数据保护措施和体系尚未建立完善、技术手段有待成熟、智慧医疗应用范围未能明确等，这些都在一定程度上限制了智慧医疗的实际应用。未来智慧医疗的发展需要关注两大方面：第一，提升技术水平，保障数字技术在医疗领域尤其是医疗服务中应用的准确性；第二，构建智慧时代医疗发展新模式、新生态。传统的医疗模式很多已无法适应智慧医疗的应用环境，需要培育全新的体系机制推动智慧医疗的快速落地和有效应用。

一、智慧时代的医学范式走向互联网化、个体化和民主化

智慧时代下医疗生态中的各个环节如诊疗服务、药物研发、药品流通、检验检测、健康管理等，其生产服务方式均发生了新的变化。不再只是传统意义上的运作模式，医学范式向互联网化、个体化、民主化方向发展。

1. 医学范式的互联网化

互联网化不单指日常所说的互联网技术概念，更是一种哲学理念，揭示了物质世界的普遍联系，即世界的组成部分除了已知的最小组成单元以外，还需要认识到物质之间的"链接"。现代医学在解剖学通过肉眼可见的人体组织，辅以生化检验形成对人体基本认知的基础上，进一步对细胞、蛋白质、分子层面有所研究，从而对人体有了更深入的认识，但分解的思维并没有太多变化，仍然停留在微观层面，缺乏对医疗的整体认知。

实际上，个体的细胞与细胞之间互相链接，形成了人体互联网。要实现精准治疗，需要对个体进行全天候生命指标的持续监测，如呼吸频率、血压、体温、血糖、血氧浓度等，并通过对这些个体信息进行数字化处理，形成对人体"链接"的认识，可以在局部病变的基础上发现背后存在的本质因素和相关因素。因此，从个体的数字化处理和人体从组分到链接的认识转变，是现代医学范式正在发生的重要变化，最终必定会对整个医学体系的发展产生影响。

2. 医学范式的个体化

现阶段，现代医学属于群体医学，即现有的临床试验在群体层面进行，各种检验设备的标定都是群体统计的结果。这在工业化时代是一种最现实可行的处理方式：过于个性化的数据会使得医疗成本过高并降低医疗服务的覆盖面，这样的服务要在合理的成本范围内才有可能被接受。但事实上每个个体都是差异化的，每个人体系统都有其个性化的特点，由此得到的结论并不能理想地转化到每个个体上。医疗诊断在群体层面进行，对不同个体所患同一种疾病开出相同的药品和剂量，而不考虑患者的独特性和差异性，导致大量的筛查检测和治疗在不合适的个体上过度使用，浪费医疗资源的同时也加重了患者的痛苦。

互联网所强调的个性化、数据的泛在性，让个性化医疗服务逐渐开始成为主流。在信息技术飞速发展的形势下，数据的海量存储和云端分析已经开始普及，只要策略得当，用合理的成本来保存个体数据，并对其进行深入分析，从而建立以个体数据为基础的新医疗体系成为可能。尤其是近两年人工智能技术的发展，进一步加强了人类高效率、低成本地进行数据分析的能力，从而加速推进医疗行业的大数据化、个性化、互联网化的进程。

3. 医学范式的民主化

传统的医学观念强调专业医生的技能和经验，医学也成为专业性很强的学科领域。互联网通过信息的共享让所有人都成为医疗资源的提供者，从而让普通大众在整个医疗生态中的地位上升到空前的高度。通过经验分享，一些原来只有少数人知道的知识为更多人所认知，一些无法解决的疑难杂症得到了解决。民主医疗的众多尝试，为现代医疗提供了一种有力的补充。与此同时，民众通过社交渠道的各种参与行为，也为全民健康意识的提升、健康知识的普及奠定了基础。而全民健康素养的提升，是优化配置医疗资源、提升政府医疗供给效率最为有效的途径之一。

民众的参与改变了原有的医疗市场和医疗监管的格局，并为各种互联网医疗模式的涌现提供了机会。以民众为核心的医疗价值生态发生重构，政府、医院、医生、药厂、器械厂、健康管理机构、金融机构、互联网公司等各主体，都在这次产业生态的重构过程中寻找着新的定位和机会。由移动社交所带来的医疗信息透明度的不断增加，使得民众逐渐成为新的行业重心，并围绕这一重心从多个角度开始产业重构。

①医疗服务的多边市场效应。医疗服务的内涵在互联网时代变得越来越丰富，从而为医疗市场的多边化带来了机会。在信息共享环境下，单一的医疗服务已经越来越满足不了民众的需求，民众需要在医治疾病的同时享受各种互联网时代的便利服务，医疗市场的多边市场效应得以体现。

建立医疗领域的多边市场，需要以民众为核心建立民众与民众、民众与产品供应方、民众与医疗服务供应方、民众与金融机构、金融机构与医疗服务供应方等各种连接网络，并在这一全新的价值网络上，重新思考医疗价值的分配机制，定义各种新兴的服务内容。而这一市场空间也正是互联网医疗发展的重要领域。这种新模式会导致传统医疗服务定价方式的变化，能够让市场在药品零差价等情况下，找到新的平衡点。

②医疗保险的互联网化。医疗保险将随着保险行业的互联网化而变得更加丰富多样，民众既可以享受政府提供的基本医疗保险，还可以参与到大众互助的保险模式（如抗癌公社、friendsurance.com 等），更可以根据多边市场的需要设计更多的创新医疗保险产品。

③医疗支付的多样化。互联网在支付领域引发了巨大的革命，PayPal、支付宝、微信支付、网联支付等互联网支付模式，极大地方便了民众，也引发了一系列以支付为核心的行业变革。医疗支付的多样化是现状更是趋势，医疗机构如何适应这一趋势，与金融机构一道建立一个合理的支付生态，是医疗机构的一个重要发展空间。

④民众健康的金融化。在互联网时代，民众的健康也可以成为一种金

融产品，并按照互联网金融市场的规则来运营。因此，围绕民众的健康储蓄，将会衍生出一系列的金融服务工具。

⑤公立医院的平台化。互联网一方面减小了民众与医疗机构之间的信息不对称，另一方面也拉近了各个医疗机构之间的距离，如何在一个平台上为民众提供全方位的医疗服务，就成为医疗资源优化的一个重要方向。公立医院因其独特的属性，在互联网医疗中更容易承担起资源整合平台的作用。未来的公立医院，一方面要继续保持其高水平的研究与医疗能力，另一方面要发展其平台整合能力。通过提供互联网医疗平台，公立医院对区域医疗资源进行优化，是区域互联网医疗生态中的组织者。在这一区域医疗资源平台上，民众依然是平台的核心，医院、医生、药厂、金融机构、互联网服务机构等都是平台的重要组成部分，共同形成以民众为核心的区域医疗多边市场。

⑥私立医院的差异化。私立医院是医疗服务的重要补充，随着互联网对医疗信息不对称的消除，私立医院混乱经营的年代将逐渐结束，需要尽快找到其在互联网医疗生态中的新位置。一方面一些有实力的私立医疗集团将会充当互联网医疗平台的作用，尤其是在公立医院不作为的地区，这些民营医疗平台具备了巨大的发展空间。另一方面，在大数据、共享经济时代，私立医院将越来越重视围绕民众个性化医疗需求而带来的市场机会。健康管理、慢性疾病管理、院后管理、专科治疗等领域，将会成为大量新兴私立医院的重要战场。

⑦互联网机构的医疗产业布局。医疗从来都是一个涉及民生的巨大市场，各大互联网机构也都意识到这一点并积极布局这一领域。这些机构的优势往往在于其所拥有的客户数据以及一些高黏性的互联网产品，其劣势是缺乏对医疗市场的掌控能力。但因为拥有客户和很强的资本实力，这些机构在推进中国医疗互联网进程中正在发挥巨大作用。在未来的中国互联网医疗产业生态中，互联网机构依然会扮演极其重要的角色，其以信息服务作为主要手段、互联网金融作为重要工具，会成为新生态当中的重要组成部分。

二、关注数字人在智慧医疗深度发展中的多维作用

信息的非标准化和传统医学的模糊诊疗理念使得数字人进程迟缓。无论是采集患者体征信息、症状信息，还是患者主诉信息，都是模拟信息，这就使得数字化该信息的难度增大。因此，人们以各自定义模拟信息与数字之间的关系来解决这个问题。行业没有标准化的方法来数字化临床病历信息，这同样是人工智能面对模拟临床信息的困境。患者对于数字化信息期待较多，这是因为数字化浪潮在过去十几年中，已经在各行各业普及开来。人们的生活已经越来越被数字包围。但是，医疗机构对于数字化进程推进较慢，再加上诊疗规范的约定，医疗行业监管的严谨性也制约了数字化技术在医疗行业的应用。了解人体本来就是很模糊的，特别是针对疾病状态，所以以模拟信息作为模糊状态的展现形式自医学起始就一直为世人接受。西方医学由于将数学、物理、化学、生物学等基础学科融合起来解决问题，有较好的数字化基础。中国的传统医学历来重视宏观整体概念，其治疗模糊感远胜于西医，这使中医数字化更加困难。甚至人们已经熟悉了中医的模糊诊疗方法，一旦数字化地进行解释，反倒违背了中医理念。诸如寒热概念就无法用温度高低来解释，表里概念也无法用物理丈量法来说明。尽管如此，数字化采集人体数据，将人的全部信息整理分析形成完整的数字人，依然是必要的。在线医疗、人工智能医疗服务、药物研发、机器人的应用无不对数字人有巨大的依赖。数字人的发展将推动整个大健康产业的进步，解决数字人发展所面临的瓶颈迫在眉睫。

1. 建设系统化的数字人备份信息是智慧医疗的发展基础

数字化浪潮正在推动各个行业的发展，医疗行业的数字化将以数字人为基础得以快速发展。未来数字人备份将会伴随每一个人。在数字人备份的基础上，通过云端的存储和计算，个人在寻求治疗疾病的时候，数字人备份信息将是治疗的基础。有了数字人备份，互联网医疗将成为巨大的应用场所，人人都可以通过云端的数字交流将人体健康信息和诊疗建议结合起来，便捷地获取诊断和治疗结果。

数字人将使智能诊疗成为普遍的应用领域。数字的精准度将远远超过

模拟信息，让诊断更精准，治疗更加个性化。数字人是人工智能在医学中应用的基础架构。人工智能在机器学习甚至语言标注过程中都要依赖数字的信息。人工智能化的医学实践将造就智能医生。智能医生需要数字人的进入作为诊疗对象或者辅助，进而为大健康产业解决一系列的问题，如医生短缺、医术参差不齐、医疗信息非标准化、诊疗精准度等。此外，临床决策支持系统、智能药物研发、AI 医学影像等均需要大数据分析。数字人将是大数据的基础单元，推动科技医疗应用落地。

2. 在医学范式向个体化转变的趋势下，数字人使疾病分类更加精确

现阶段很多疾病定义和分类比较宽泛，对病因研究不够透彻和深入。数字人将推动对新型分子分类学的精确研究，细化疾病的分类，研究导致在不同的形成因素影响下，同一病症有多少种细分类型。在数字人的基础上，增加对个体的研究，找到疾病产生的根源，消除"隐源性"和"原发性"用语。在治疗方案上，通过数字化人体能获取并汇集大量的分子生物学、生理学和解剖学数据，并将这些数据组合为一体，大量的细化数据价值得到提升，从中可研究得出大概率的治疗方案，提高个体健康水平。

3. 构建信息应用规范机制规避数字人应用可能产生的负面效应

数字人在推动个体化研究的同时也带来伦理方面的消极影响。首先，应该注意的是人体数据的私密性和安全性，数字人涉及人体的基因信息、病例信息等私密信息，这些信息通过生物传感器传输至云端，信息的安全性时刻面临被窃取的威胁和个人信息受到雇主或保险公司歧视的威胁。其次，数字化人体在便利基因数据、病例信息获取的同时，可能造成网络慢性担忧症，增加了人们对于基因测序中发现患有某类疾病的易感性，造成过度恐慌。再次，医生通过数字化设备获取人体扫描结果，并直接进行治疗，在提高效率的同时也缺少了对患者的倾听和互动，缺少人文关怀。从患者角度来看，容易产生不信任感，医患关系容易引起担忧。最后，数字化人体在生育和老年照护方面容易出现道德困境。夫妻在怀孕之前可以筛查自身的罕见的基因变异，在"优生优育"的讨论上产生争议。对老年人照护时，老年人佩戴多种传感器，数据的实时传输意味着护理人员的实时监控，有可能加大老年人患抑郁症的风险，与照护的目的相悖。

以数据为基础的产业链环节需要建立一个合理的数据应用环境以规范数据的应用，需要有科学合理的规则和标准予以有效实践，例如保险公司获取数据允许应用的用途，获取数据的权限如何界定，如何保证个体数据隐私的同时为个体和企业产生数据应用价值等。未来数据对于医疗领域的价值不可否认，但仍然需要关注由此带来的社会问题，如数据共享对个体产生的隐私侵犯问题，数据过度使用可能带来的社会歧视问题如何解决。清晰地认识数据应用的界限，构建可持续的良好的数据应用环境是行业发展的必经之路。

三、智慧诊疗手段的赋能有赖于数字技术和政策标准的共同支持

科技与医疗的融合为医疗行业构建互联互通机制，推动了智慧诊疗手段的精细化、高效化和优质化。在新冠肺炎疫情背景下，行业迎来新一轮洗牌，长期耕耘于在线医疗行业的平台展现出企业实力，也借此拓宽了市场。以往互联网医疗市场对象大多集中于年轻一代群体和孕妇宝妈，消费频次较低。在疫情导致居家隔离的情况下，互联网医疗服务以免费义诊和避免交叉感染的方式成为疫情服务焦点。相较于在线医疗往日的发展，疫情无疑是一个行业高速增长点。以市场需求为导向的业务模式会给企业注入源源不断的活力，也是医疗机构对外合作的基础。目前，在线医疗行业业务模式大多类似且多注重挂号、咨询类业务，盈利模式单一且缺乏竞争力。纯在线医疗既受制于政策限制和市场黏性，又难于以客单价获取可观利润，需要平台与线下医院形成优势互补合作关系，基于互联网医疗平台建立医疗产业生态以创造行业增加值。未来企业应该找准市场定位，寻找不同类型人群的需求差异，融合在线医疗产业上下游优势提供精准服务，解决客户在医疗方面的真正需求。

1. 从技术应用角度来看，"云＋AI"为疾病诊疗提质增效

医院信息系统与云系统的对接可以实现医院内部不同科室之间、不同医院之间甚至是跨省医疗机构之间的数据共享，大量实时的医疗数据在"云端"汇聚，为AI系统的训练提供数据基础。云端数据中心，承担起AI模型训练的任务。医疗数据将从各个医院实时传输到云端，加快新病种AI

模型开发和原有模型优化的进度。当研发出新病种 AI 模型，或者原有病种模型有重大更新时，只需要在云端进行系统更新，最新的医疗 AI 服务可以同时触达所有部署应用端的医院。

分级诊疗政策的推进促进了医联体和区域影像中心等第三方医疗机构的普及。借助医疗云平台，上下级医院之间能实现数据互通，进而为转诊奠定基础。患有一般疾病的患者可以在基层医疗机构治疗，患严重疾病的患者可转诊到大医院，并能及时将患者信息同步到该医院。基层医疗机构的医学影像可以上传到上级医疗机构或者区域影像中心，让影像中心医生在 AI 系统的辅助下进行高效阅片。

数据的获取与标准化应用是 AI 医疗产品市场化推广的重要因素。数据标准化的推进一方面取决于政府政策文件指示，另一方面也取决于医疗设备厂商的产品标准。联合设备厂商与 AI 产品方之间的协作，既实现传统厂商产品智能升级，也使 AI 产品方找到落脚点和标准规范，形成稳定的盈利模式，建立 AI 产品生态体系。

2. 从行业内部发展角度来看，突破数据应用难点是推进智慧诊疗手段落地产业化趋势的关键路径

构建互联网医疗产业联盟链突破数据应用难点。数据共享障碍在一定程度上限制了智慧诊疗行业发展的深度。迫于医疗数据长期以来非开放性、难标准化的特点，一方面医生无法获得患者以往就诊的全面数据进行深度诊断，另一方面智慧诊疗服务企业获得的数据碎片化现象严重导致所谓的大数据分析只能停留在表面。该问题在新冠肺炎疫情期间快速暴露出来，在疫情前期研究汇报中，各医疗相关机构之间信息碎片化和孤岛现象致使专家在信息整合、线索分析时缺乏对信息的有效综合利用；在疫情期间医护人员不畏艰险勇往直前，但是物资的匮乏却为救援工作形成障碍。为解决两项痛点，建议优化行业发展模式，构建两种类型的互联网医疗产业联盟链：医院联盟链和产业联盟链。

①医院联盟链。以三甲医院为核心，线上线下医院共同参与，以互联网平台和区块链技术为工具，推动分级诊疗和信息整合，在信息共享规范内，授权交流互通，加速各个医院关于传染病和其他重大疾病信息的迅速

采集、整合分析、研究与应用，减少常态化期间患者重复检查，提高医患信任度。以医院联盟链为基础，亦可实现疫情初期医院之间的及时预警和疫情期间信息的真实有效公开。

②产业联盟链。以国家卫生健康委员会为核心，融合产业链上下游环节如医院、药店/电商平台、医疗器械厂商、医药企业等，基于云计算和区块链，整合产业链各环节信息，如各药店区域分布、药店库存信息、各医院药品需求状态、医疗器械厂家生产能力等，以此信息在疫情期间合理规划资源分配比例和社会生产时间，迅速实现资源精准调配，形成医疗产业生态闭环，实现互联网医疗产业价值升级。

3. 从外部监管层面来看，建立完善的行业标准和监管机制是智慧诊疗可持续发展的重要保障

智慧诊疗模式的改进离不开行业标准规范的支持，智慧诊疗的发展深度在一定程度上取决于行业监管标准。基于统一的行业规范，设定机构及其业务最低标准和等级水平，厘清不同机构责任制度，保障患者安全和隐私权益，企业开展业务将有规则可循，是行业健康发展的基础，也是客户认可企业的依据。除基本医疗监管手段外，行业发展需要建立适应智慧化发展的相应的监管机制以持续系统、高效地服务于社会。

第一，统一明确并细化在线医疗服务和 AI 诊疗服务适用的具体应用范围，建立政策和法律监管体系。在线医疗服务疾病范围主要阐述为部分常见病、慢性疾病复诊，有待进一步细化以便持续推进；而关于 AI 医疗还没有明确的法律界定，更没有形成完备的法律体系。当医疗 AI 产品进行大面积普及后，一旦发生医疗事故，责任认定将是一个棘手的问题。对于 AI 系统，人们抱有很高的期望，例如诊断准确率要达到 100%，不能出现任何的失误。即使是资深的医疗专家，也不可能达到零失误的水平，对于 AI 系统如此严苛的要求并不合理。因此，AI 医疗影像的发展需要从政策和法律层面制定严格的标准，在限定范围规范市场的同时也为企业的发展指明方向。

第二，基于平台性互联网医院和区域性互联网医院不同类型建立不同的运营标准。目前，互联网医院的运营执行一种参考标准且较为笼统，然而二者在医学专业程度方面有所差别，建议从经营业务范围、信息安全、法律规范、审批级别、从业资格、风险承担等角度分别建立标准规范。

第三，明确联盟链信息互通标准。鉴于保护各医疗机构和企业隐私的需求，需以组织性质为标准，分配各产业环节角色的信息共享范围和应用授权范围，并完善信息责任制。

第四，推动建立医疗保险支付监管机制。线上线下医疗服务市场份额差别之大的原因不仅在于医疗服务质量，更在于医疗服务费用的差别。为接入在线医疗和医药电商医保支付方式，需完善线上医疗保险支付监管机制，如建立惩罚机制和信用机制规避骗保问题等。医疗保障问题的解决将加速互联网医疗的规模化产业落地和市场认可。

四、新兴健康产业通过构建产业闭环形成数据资产

智慧医疗的发展和应用不仅服务于院内诊疗，更衍生出一系列服务型产业为患者提供便利，推动了医疗产业的市场化发展。作为一个特殊敏感行业，医疗新兴产业发展的基础是客户的信任。对用户需求的深入研究是利润转化的前提，而基于用户特征的业务拓展是产业增值的重要途径。整合医疗资源构建产业闭环是完善用户群体数据体系的策略，进而实现数据资产的价值变现。

1. 医药电商行业基于存量数据和增量数据，打通医、药、养环节，推动价值链资源整合

近几年，我国医药电商销售总额一直保持在 20% 以上的增长速度。2020 年春节期间，医药电商日活跃人数平均增长 5.44%；几家主流医药电商平台日活跃人数平均增幅超过 6%；新冠肺炎疫情期间"电商企业 + 物流平台 + 生产企业"的紧密配合为各地居民提供医疗物资，有效弥补了线下药店库存短缺短板，消费者网上购买医药产品的消费习惯被广泛挖掘，短期内医药电商市场规模大增。此外，"健康中国"战略和医药电商政策法规的逐步放开以及处方外流、两票制改革等众多利好都为 B2C 医药电商提供了发展机遇。从产品结构而言，无论是 B2B 模式、B2C 模式还是 O2O

模式，用户需求在疫情期间迎来爆发式增长，未来其购买习惯是否会持续仍未可知。从当下来看，医药电商产品中消杀产品（如酒精）和日常医疗器材（如口罩、温度计等）需求暴增，而疫情之前则主要以西药类和中成药为主，B2B模式下医疗器材也是重要的产品之一。未来在健康管理趋势推动下，家庭医疗设备也将逐步占领可观的市场份额。

从整个互联网医疗的大概念来看，将医药电商纳入在线医疗服务，打造从自诊、导医、诊疗、用药再到养护的产业闭环将是B2C和O2O模式重要的发展方向。以阿里巴巴、腾讯、百度为代表的互联网巨头通过一系列投资、兼并和收购，在产业链的不同环节上完成布局，探索符合互联网医疗行业规律的商业模式，谋求未来有机会能够连点成线，形成产业闭环，兑现价值。以"春雨医生"为代表的一些新兴互联网医疗企业，利用其在线上积累的用户基础和行业经验，逐步向线下门诊延伸，探索与医药电商合作来打通购药环节的缺失。

在"互联网＋药品流通"行动计划的推动下，医药电商行业未来需积极应用大数据、物联网、人工智能技术，整合上下游企业资源，构建医药供应链智慧服务平台，降低药品行业流通成本；同时对接在线医疗平台和医院信息系统，在合规的范围内，实现数据资产的利润转化。

因此，传统的医药流通与零售企业，未来需要立足于医药行业，发挥数据资源优势，向上向下延伸到"医""养"环节，打造横跨价值链不同环节的医疗服务平台以实现共赢。

2. AI健康管理打造个性化健康管理模式，基于数据库联动相关非医疗行业的转型升级

在新冠肺炎疫情期间，居民对健康管理的意识显著提升，未来健康管理市场也将产生一定的浮动。传统意义上的身体指标健康水平是在大数据的基础上根据一定的概率得出的，但事实上每个人的生活习惯、环境条件、基因组成、遗传病史等都不一样，以普遍统一的标准去衡量所有人的健康水平是不完全准确的。未来AI健康管理应该是基于人体的基因、遗传、生活方式等因素制定个性化的健康管理方案并实时监测和预警，形成真正的数据资产。一方面可以与医疗机构对接，及时应对一些临时突发状

况，对于需要急救的患者以最快的速度将其送至附近的医院。另一方面，以 AI 技术为核心的健康管理企业可以此开展跨行业合作，实现不同智能化应用场景的合理化数据积累和联动支持，如在智能家居、智能终端设备、智能穿戴设备等领域的战略合作，融合个人基础数据、生活习惯数据和健康数据制订更合理的健康方案。

五、产业金融与智慧医疗深度融合为行业发展降本增效

医疗行业在研发投入、产品流通、应收账款、市场拓展等方面长期存在不同程度的资金壁垒问题，制约了其发展速度。智慧医疗的发展为行业解决资金问题提供了有利条件。基于数字技术，智慧医疗产业生态中各环节的信息流、物流、资金流数据的有效融合及实时共享，为智慧医疗与产业金融的深度融合建立了基础。产融一体化模式通过核心能力整合社会资源，解决资金流通问题，提高生产服务效率，创造更多产业价值。

1. 数字技术攻克医疗领域供应链金融痛点，降低企业资金成本

传统供应链金融具有连带性强、信息滞后的特点，医疗行业的互联网供应链为供应商、医院、产品监管方提供信息服务，将供应商和医院之间的信息流、资金流、物流数据集中在医疗供应链管理平台。利用云平台实时交互的方式能够及时掌握供应链变化情况，线上获取数据信息，识别并评估风险；实时动态地调整金融资源运用结构，降低资金使用成本。同时为了保证资产的真实性和合规性，供应链金融可引入区块链技术将企业信息上链，进行数据存证，明晰交易线路，为供应链金融提供真实完备的信息记录。供应商应收账款、信用情况、企业资金流状态等各类信息被整合于区块链平台，成为链上数字资产，并基于区块链技术授权机制防范医疗信息泄露和道德风险。

2. 基于智慧医疗市场需求，打造金融产品新模式

智慧医疗通过医疗资源整合，发展多种形式的医联体，实现一、二、三级医院之间上下联动，提高患者就医效率和医疗资源使用效率。但智慧

医疗仅停留在医疗资源的整合是不够的，未来趋势是医疗、金融和科技的整合，将资源整合的优势拓展至整个产业链，实现更大的协同效应。在医疗、金融和科技整合的大体系中，金融企业提供资金，互联网企业为医院提供技术支持，医疗、金融和科技的资源整合开发新兴产业模式，有望实现"互联网＋医疗"1＋1＞2 的效果。

（1）商业健康保险新模式。

保险公司通过大数据和人工智能技术对未病人群开展健康管理工作，以降低出险概率；保险公司从医疗服务机构获取数据开发针对特殊人群的单病种保险，完善对特定人群的健康保障；保险公司通过区块链技术追溯医疗记录，防范骗保欺诈行为。

（2）医疗支付方式的变革。

在线医疗服务推动了医疗服务线上缴费模式，也是医院财务管理系统的改革。在线医疗平台的产生虽分流了一部分患者流量，但要想持续发展扩大市场份额则需要医保支付的支持，建立医保在线支付保障机制是必然发展趋势。据此，可能衍生出一系列金融服务产品，如具有储蓄功能的医疗一卡通等。

六、新科技与数字技术的协同应用加速医疗行业发展

医疗行业的发展迎来重大科技创新与变革，这种创新变革不仅在于数字技术的融合发展，也源于其他新科技的赋能。本部分以量子技术和3D打印技术为例，对其在医疗行业的发展趋势予以探讨。

1. 量子技术提升医疗服务水平和产业效益

当今，美国提出量子互联网计划，旨在利用量子力学定律更安全地共享信息。量子技术的应用可为国家带来经济和安全优势，其中医疗即是重要应用领域之一。未来，量子技术在医疗健康领域可发挥以下优势。

（1）提升早期疾病筛查准确率。

量子技术通过判断电子共振磁场变化发现人体组织新陈代谢的异常信息，为早期发现重症疾病提供依据。通过早期疾病筛查早做干预，以治未病的方式和理念推动居民健康管理，提升人民健康素质。根据公开资料显

示，量子技术在肿瘤、妇科疾病、过敏源筛查等领域均取得了一定的研究成果，且其对疾病的检测准确率较高。

（2）帮助修复受损细胞。

量子技术可以细胞为研究单位，利用引力波方式产生细胞之间的共振旋转，重新整理人体磁场，进而修复受损细胞、提升细胞免疫能力，这种治疗方式有利于改善慢性疾病。未来全国慢性疾病患者将呈现持续上升的趋势，除加强早期干预治疗外，也需重视对慢性疾病患者的优化治疗。量子技术为慢性疾病患者提供了新的治疗方式，深入研究并合理应用将是对慢性疾病有效管理的一个机遇。

（3）推动中医药现代化发展。

量子技术与中医的结合将以量化分析形式重新梳理中医气血、阴阳五行、经脉等观点，将中医辨证治疗方式予以标准化管理，真正实现中医智慧化；同时以标准化管理方式提升中医品牌和认可度，也为培养下一代合格的中医人建立科学渠道。

（4）加密医疗健康信息，保护数据安全。

移动医疗、AI 健康管理、电子病历等智慧医疗的发展提高了医疗效率，但同时也面临严峻的数据安全问题。美国官方统计数据显示，2009—2017 年医疗保健行业数据泄露事件共 2181 起，次数不断上升，涉及医疗数据达 1.77 亿个。调查显示，医疗数据泄露排名前三位的原因是黑客攻击、未经授权访问和医疗数据未加密。量子技术在数据加密方面具有显著优势，能快速发现非法侵入行为，这对于医疗健康这一敏感行业来说无疑是其数字化发展的重要保障。未来需思考量子技术在数据安全方面如何与大数据、区块链等技术深度融合发挥合力作用。

2. 3D 打印技术创新生产技术，辅助精准医疗服务

3D 打印技术凭借低成本、个性化、交付快等特点，可在智慧医疗领域发挥价值。如手术前可制作医疗模型，模拟手术操作过程，为复杂的手术提前做好准备；在医疗器械制作上，3D 打印克服数控机床受限于加工角度的难题，基于网络传输的图样进行全自动现场生产，快速打印高精度医疗器械，为医疗服务争取时间；3D 打印技术帮助修复患者皮肤细胞，加速正常皮肤结构和功能的形成，使伤口更快愈合……我国每年约

有 30 万人需要器官移植，但器官捐献者并未达到这个数量，器官移植需求非常大，而能成功匹配的少之又少。从理论上来看，3D 打印技术可实现人体器官的打印，减少排异反应，人体器官打印将成为 3D 打印技术未来重点发展的领域。但在细胞组织材料中构建血管系统成为人体器官打印的最大障碍，3D 技术目前尚未实现复杂的人体血管网络的打印，这是未来 3D 打印技术需要攻破的难题，一旦成功，3D 打印技术在医疗领域的市场规模将会进一步扩大。但是目前我国对 3D 打印技术的认知度不高，而医疗器械制作成本高，社会接受程度相对较低。未来，在个性化医疗需求和器官移植需求的驱动下，3D 打印技术将不断改进成熟，为医疗事业缩减成本、提高治疗精确度发挥作用，逐步实现其在医疗领域的规模化应用。

七、健康上链为医疗公益性与市场化均衡发展建立桥梁，构建健康数据生态体系

现阶段，全球各国在如何促进医疗公益性和市场化平衡发展过程中存在困难，医疗改革已经不只是制度层面的问题，需要从技术和经济学的角度优化完善。区块链技术推动数据要素在大健康领域的市场化运营，健康数据要素市场化配置促进双循环高效运转。

健康上链是基于区块链技术去中心化、防篡改、分布式存储等特性，建立互信机制，结合医疗场景开发医疗联盟链，提供对居民健康数据的确权、存证、共享、交易、溯源等数据治理服务，形成健康数据资产。通过医疗机构、居民个人、政府部门、市场机构等不同主体的共同参与，开发大健康联盟链，构建"互联网＋医疗健康"安全、有序的数据互通互享机制，推动健康数据要素市场化运营。

健康上链的核心在于将健康数据转化为地方数据资产，打造健康数据产业生态，实现居民、政府、产业多方共赢。

（1）数据标准化存储与授权共享，支撑全民健康管理系统建设。

以统一结构存储医疗数据，实现可控范围内的数据授权共享，精准把握区域公共卫生发展现状，为推进全民健康管理奠定基础。

（2）数据追溯与精准定责，规范医疗数据应用方式。

采用溯源机制，链上任何企业和医疗机构访问记录均被记录且不可篡改，实现了信息链条的"来源可查、去向可追、责任可究"。同时通过分布式记账和权限管理方式，追溯信息泄露方主体，实时定责。医疗数据上链分布式存储可及时记录医疗过程，推动在线医保支付进程，也为解决后续可能发生的医疗纠纷提供依据。出现非合规事件时，智能合约自主跟踪合规情况、实时向相关方发送通知，简化执行流程，降低监管成本。

（3）对接市场服务机构，推进数字健康产业发展。

基于用户健康数据和使用规则，合规共享个人健康数据、就诊记录、身体状况等一系列医疗数据，构建医疗记录和体质征信评估系统。授权开放局部特定单元数据于互联网医院、保险公司、医药企业、健康管理机构等，推动数据市场化配置和应用，提升产业价值。

参考文献

［1］ 贺俊，吕铁. 从产业结构到现代产业体系：继承、批判与拓展［J］. 中国人民大学学报，2015，29（2）：39-47.

［2］ 智慧医疗新格局，互联网＋医疗健康催生千亿市场［EB/OL］. https：//www. shangyexinzhi. com/article/1765580. html.

［3］ 我国医疗服务总量第一，服务质量世界第几？［EB/OL］. https：//www. cn-healthcare. com/article/20191120/content-526453. html.

［4］ 中国医改评述：供给侧改革是关键［EB/OL］. https：//www. cn-health-care. com/article/20170114/content-488839. html.

［5］ 朱恒鹏. 中国为什么没有形成分级诊疗格局？中国社科院公共政策中心，https：//www. medsci. cn/article/show_article. do？id＝819a12184559.

［6］ 改善医疗服务 智慧医疗"强基层"大有可为［EB/OL］. http：//www. scio. gov. cn/32344/32345/37799/38232/38239/Document/1627615/1627615. htm.

［7］ 董军，王欣，李军，等. 临床决策支持系统的构建与应用［J］. 中国卫生质量管理，2016，23（3）：16-19.

［8］ 窦伟洁，韩志琰，宋奎勐，等. "互联网＋"助推分级诊疗的 PEST 分析［J］. 卫生软科学，2017，31（8）：9-12.

［9］ 高芳英. 美国医疗体制改革历程探析［J］. 世界历史，2014（4）：75-84，159.

［10］ 李娟，郭珉江，胡红濮，等. 部分国家区域卫生信息共享做法及启示［J］. 医学信息学杂志，2015（7）：7-12，28.

［11］ 崔婧. 智慧医疗的天津答卷［J］. 中国经济和信息化，2012（8）：75-78.

［12］ 从美国医疗信息化发展历程看国内 HIT 行业发展趋势与空间［Z］. 东方证券，2019-10-18.

[13] 王冰倩，李亚子，李娟，等．HIPAA 演变分析及其启示 [J]．医学信息学杂志，2016 (2)：47 - 51.

[14] Christopher Steel, Ramesh Nagappan, Ray Lai. 1. 7. 3 HIPPA [EB/OL]. http: // book. 51cto. com/art/200706/50017. htm.

[15] 蔡宏伟，龚赛红．HIPAA 法案健康信息隐私保护借鉴研究 [J]．中国社会科学院研究生院学报，2017 (5)：114 - 121.

[16] 杨智杰．美国医疗资讯保护法规之初探：以 HIPAA/HITECH 之隐私规则与资安规则为中心 [J]．军法专刊，2014，60 (5)：79 - 116.

[17] 西南证券．智慧医疗强势崛起，市场空间千亿量级 [EB/OL]. https: // doc. mbalib. com/view/f2b3c867f0113f551b30ebb0b2a5dddb. html.

[18] 李岳峰，梁铭会，伍晓玲，等．HIMSS 大会新理念和技术对我国卫生信息化建设的启示 [J]．中国卫生信息管理杂志，2013 (3)：233 - 238.

[19] 陈红霞，李阳雪．医学影像 + 人工智能渐行渐近数据处理难题待解 [EB/OL]. http: //money. 163. com/17/0908/05/CTPOQV6J002580S6. html.

[20] GINSBERG J, MOHEBBI M H, PATEL R S, et al. Detecting Influenza Epidemics Using Searchengine Query Data [J]. Nature, 2009, 457 (7232): 1012 - 1014.

[21] POLGREEN P M, CHEN Y L, PENNOCK D M, et al. Using Internet Searches for Influenza Surveillance [J]. Clinical Infectious Diseases, 2008, 47 (11): 1443 - 1448.

[22] DAVIDSON M W, HAIM D A, RADIN J M. Using Networks to Combine "Big Data" and Traditional Surveillance to Improve Influenza Predictions [J]. Scientific Reports, 2015 (5): 1 - 5.

[23] CHUNARA R, AMAN S, SMOLINSKI M, et al. Flunear You: An Online Self - reported Influenzasurveillance System in the USA [J]. Online Journal of Public Health Informatics, 2013, 5 (1).

[24] LAMPOS V, BIE T D, CRISTIANINI N. Flu Detector Tracking Epidemics on Twitter [J]. Machine Learning and Knowledge Discovery in Databases, 2010 (6323): 599 - 602.

[25] eMarketer. 预计 2018 年美国成年可穿戴设备用户达到 5010 万人 [EB/OL]. http: //www. 199it. com/archives/667498. html.

［26］鲁迪．互联网医疗大有可为：美国渐渐松绑远程医疗 ［EB/OL］．http：//
www. eeworld. com. cn/medical_electronics/article_201707117919. html.

［27］戴月明．新加坡医疗体系优势及其对上海的启示 ［J］．科学发展，2013
（7）：107 － 112.

［28］陈淮沁．远程医疗现状与未来发展 ［J］．联合早报，2018 （1）：2.

［29］JACOBS A L. The Pathologies of Big Data ［J］. ACM Queue，2009，52
（8）：36 － 44.

［30］王占凤．数据挖掘和隐私保护的分析研究 ［D］．合肥：安徽大学，2010.

［31］张玮．基于关联规则的成绩预警模型研究 ［J］．科技创新导报，2013
（9）：12.

［32］周毅，刘燕，牛启润，等．医院业务流程重组与 HIS 系统的完善和升级
［J］．现代医院，2007 （3）：128 － 129.

［33］孙俊忠，孙江洁．医院医学装备管理创新 ［J］．吉林广播电视大学学
报，2017 （8）：53 － 54，160.

［34］孟群，马家奇，黄勇，等．卫生信息化案例设计与研究 ［M］．北京：人
民卫生出版社，2014：12 － 13.

［35］刘宁，陈敏．医疗健康大数据应用主题及相关数据来源研究 ［J］．中国
数字医学，2016，11 （8）：6 － 9.

［36］李志勇，李鹏伟，高小燕，等．人工智能医学技术发展的聚焦领域与趋
势分析 ［J］．中国医学装备，2018，15 （7）：136 － 145.

［37］张磊，张勇，张学明，等．面向精准医学时代的胆总管结石影像学及内
镜诊断 ［J］．现代生物医学进展，2018，18 （9）：1790 － 1793.

［38］钱曙光．大数据应用在医疗行业的 5 个经典案例 ［EB/OL］．https：//
blog. csdn. net/qiansg123/article/details/80131018.

［39］Ferrari．医疗大数据与人工智能产业报告 ［EB/OL］．https：//wenku.
baidu. com/ view/a4babcb277eeaeaad1f34693daef5ef7ba0d12f9. html.

［40］庄菲．物联网技术在智慧医疗领域的应用 ［J］．电脑编程技巧与维护，
2018 （3）：16 － 17，22.

［41］邓何勤，陈晔，胡德敏．数字化时代物联网技术浅析 ［J］．通信与信息
技术，2018 （3）：49 － 52.

［42］仲汝新．智能化异步电机转速测量系统研制 ［D］．合肥：合肥工业大

学，2012.

[43] 金智，孙华．射频识别技术在医疗行业中的应用 ［J］．科技传播，
2015，7 (20)：55 - 56.

[44] 王富亮．无线通信在物联网中的应用 ［J］．电子技术与软件工程，2013
(21)：39.

[45] 汪悦，管弋铭，李梦蓉，等．基于物联网的智慧家庭健康医疗系统
［J］．光通信研究，2018 (1)：56 - 60.

[46] 董玉华，王梅，邹本昊．物联网技术在智慧医疗领域的应用 ［J］．物流
技术与应用，2017，22 (7)：107 - 109.

[47] BLEDSOE W W, CHAN H. A Man - Machine Facial Recognition System：Some
Preliminary Results ［R］．Palo Alto：Panoramic Research Incorporated，1965.

[48] 张洪涛．基于高鉴别力 SIFT 和 LGQP 的人脸识别研究 ［D］．上海：上
海师范大学，2017.

[49] 曾玉凡．基于 Contourlet 变换和局部二值模式图像纹理分类研究及其应用
［D］．广州：广东工业大学，2017.

[50] 吕立波．门禁控制系统中常用的几种生物特征识别技术之比较 ［J］．中
国公共安全，2018 (6)：100 - 105.

[51] 袁凯琦，邓扬，陈道源，等．医学知识图谱构建技术与研究进展 ［J］.
计算机应用研究，2018，35 (7)：1929 - 1936.

[52] 贾李蓉，于彤，崔蒙，等．中医药学语言系统研究进展 ［J］．中国数字
医学，2014，9 (10)：57 - 59，62.

[53] 刘清．医疗信息化建设各国进度不一　美日英德各国情况何如？［EB/
OL］．https：//www.gkzhan.com/news/detail/107691.html.

[54] WAN D. Magic Medicine Cabinet：A Situated Portal for Consumer Healthcare
［C］//GELLERSEN H W. Handheld and Ubiquitous Computing. HUC 1999. Lec-
ture Notes in Computer Science, vol 1707. Berlin, Heidelberg：Springer, 1999.

[55] 胡新平，张志美，董建成．基于云计算理念与技术的医疗信息化 ［J］.
医学信息学杂志，2010，31 (3)：6 - 9.

[56] 洪灵明．云架构下处理器能源节约型调度策略研究 ［D］．南昌：南昌航
空大学，2018.

[57] 张雷，王云光．健康大数据挖掘方法研究综述 ［J］．软件导刊，2018,

17 (3)：1 – 3，6.

[58] 详解美国是怎样走向远程医疗 2.0 时代 DTC 模式 ［EB/OL］. http：//
www. ouizpd. com/um9o5xu/1499. html.

[59] 方世兵，杨波. 数字人研究现状及展望 ［J］. 广东医学，2013，34
(16)：2585 – 2587.

[60] 张驰. 国内人工智能 + 医疗影像公司大盘点：今年又是 "元年"？｜
2016 影响因子 ［EB/OL］. https：//www. leiphone. com/news/201611/
9AohSbfTplh87X03. html.

[61] YAO Z, ZHU Z, CHEN Y. Atrial Fibrillation Detection by Multi – scale Conv-
olutional Neural Networks ［C］//2017 20th International Conference on Infor-
mation Fusion (Fusion). IEEE, 2017：1 – 6.

附　录

附录一 2010 年以来我国推动智慧
医疗产业发展主要政策

序号	时间	发文机关	政策文件名称	相关摘要
1	2012 年 12 月	国务院	《服务业发展"十二五"规划》	要求推进医疗信息资源深度开发和社会化服务，并积极推进医药卫生等领域的信息化建设
2	2014 年 8 月	发展改革委等八部委	《关于促进智慧城市健康发展的指导意见》	推进智慧医疗、远程医疗建设，普及应用电子病历和健康档案，促进优质医疗资源纵向流动
3	2014 年 8 月	国家卫生计生委	《国家卫生计生委关于推进医疗机构远程医疗服务的意见》	将发展远程医疗服务作为优化医疗资源配置、实现优质医疗资源下沉、建立分级诊疗制度和解决群众看病就医问题的重要手段积极推进
4	2015 年 7 月	国务院	《国务院关于积极推进"互联网＋"行动的指导意见》	发展基于互联网的医疗卫生服务，支持第三方机构构建医学影像、健康档案、检验报告、电子病历等医疗信息共享服务平台，逐步建立跨医院的医疗数据共享交换标准体系
5	2015 年 9 月	国务院办公厅	《国务院办公厅关于推进分级诊疗制度建设的指导意见》	推动基层首诊、双向转诊、急慢分治、上下联动的分级诊疗模式的形成，加快建立区域性医疗卫生信息平台，实现电子健康档案和电子病历的共享

续表

序号	时间	发文机关	政策文件名称	相关摘要
6	2016 年 5 月	国务院医改办等七部委	《关于推进家庭医生签约服务的指导意见》	基层医疗卫生服务模式的转变、家庭医生签约服务的实行、基层医疗卫生服务网络作用的强化是深化医药卫生体制改革的首要任务，制定远程监测、康复管理、康复指导等多元化的家庭医生服务
7	2016 年 6 月	国务院办公厅	《国务院办公厅关于促进和规范健康医疗大数据应用发展的指导意见》	基本建立适应国情的健康医疗大数据应用发展模式，初步形成健康医疗大数据产业体系
8	2016 年 10 月	中共中央、国务院	《"健康中国 2030"规划纲要》	发展组学技术、干细胞与再生医学、新型疫苗、生物治疗等医学前沿技术，加强慢性病防控、精准医学、智慧医疗等关键技术突破
9	2016 年 10 月	工业和信息化部等六部委	《医药工业发展规划指南》	大力推动"互联网＋医药"模式的发展，研发智慧医疗产品。开发应用健康医疗大数据，重点发展远程医疗系统，可穿戴生理信息监测设备，具备云服务和人工智能功能的家用、养老、康复设备，可提供健康咨询、网上预约分诊、病例随访、检验结果查询等应用的健康管理信息系统
10	2016 年 12 月	国家卫生计生委办公厅	《国家卫生计生委办公厅关于实施有关病种临床路径的通知》	提高临床路径实施与管理的信息化水平，提高临床路径实施效率，加强对临床路径的实时管理和全面统计分析
11	2016 年 12 月	国家卫生计生委	《国家卫生计生委关于开展医疗联合体建设试点工作的指导意见》	推动电子健康档案和电子病历的连续记录和信息共享，在医联体内部建立一体化信息系统，实现医联体内诊疗信息互联互通。发挥远程医疗作用，促进医疗资源纵向流动，提升基层医疗卫生机构诊疗服务能力

序号	时间	发文机关	政策文件名称	相关摘要
12	2016 年 12 月	国务院	《"十三五"卫生与健康规划》	全面实施"互联网＋"健康医疗益民服务，发展面向中西部和基层的远程医疗和线上线下相结合的智慧医疗
13	2017 年 4 月	国务院办公厅	《国务院办公厅关于推进医疗联合体建设和发展的指导意见》	结合建立省、市、县三级人口健康信息平台，统筹推进医联体相关医院管理、医疗服务等信息平台建设，实现电子健康档案和电子病历的连续记录和信息共享，实现医联体内诊疗信息互联互通
14	2017 年 12 月	中医药局	《中医药局关于推进中医药健康服务与互联网融合发展的指导意见》	依照国家有关法律法规，利用互联网、大数据等技术，规范开展互联网中医诊疗活动
15	2018 年 1 月	国务院办公厅	《国务院办公厅关于改革完善全科医生培养与使用激励机制的意见》	建立健全适应行业特点的全科医生培养制度，充分利用远程教育等信息化手段，面向贫困县免费实施国家继续医学教育培训项目
16	2018 年 3 月	国务院	2018 年《政府工作报告》	明确提出发展"互联网＋医疗"，实施健康中国战略
17	2018 年 4 月	国家卫生健康委	《全国医院信息化建设标准与规范（试行)》	基于互联网为患者提供挂号、排队、缴费、信息查询、医患沟通等业务服务

医疗行业的数字化转型和价值再造

续表

序号	时间	发文机关	政策文件名称	相关摘要
18	2018 年 4 月	国务院办公厅	《关于促进"互联网＋医疗健康"发展的意见》	鼓励医疗机构应用互联网等信息技术拓展医疗服务空间和内容，构建覆盖诊前、诊中、诊后的线上线下一体化医疗服务模式；医疗联合体要积极运用互联网技术，加快实现医疗资源上下贯通、信息互通共享、业务高效协同；允许依托医疗机构发展互联网医院；支持医疗卫生机构、符合条件的第三方机构搭建互联网信息平台，开展远程医疗、健康咨询、健康管理服务
19	2018 年 7 月	国家卫生健康委员会、国家中医药管理局	《关于深入开展"互联网＋医疗健康"便民惠民活动的通知》	加快推进智慧医院建设，运用互联网信息技术，改造优化诊疗流程，贯通诊前、诊中、诊后各环节，改善患者就医体验；实现现有公共卫生信息系统与居民电子健康档案的联通整合
20	2018 年 7 月	国家卫生健康委员会、国家中医药管理局	《互联网诊疗管理办法（试行）》《互联网医院管理办法（试行）》《远程医疗服务管理规范（试行）》	根据使用人员和服务方式将"互联网＋医疗服务"分为三类：远程医疗、互联网诊疗活动、互联网医院；明确互联网医院与实体医疗机构的关系；明确互联网医院和互联网诊疗活动的准入程序；明确互联网医院的法律责任关系；对远程医疗服务设置专门的服务管理规范

续表

序号	时间	发文机关	政策文件名称	相关摘要
21	2018 年 8 月	国家卫生健康委办公厅	《关于进一步推进以电子病历为核心的医疗机构信息化建设工作的通知》	到 2020 年，三级医院实现院内各诊疗环节信息互联互通，达到医院信息互联互通标准化成熟度测评 4 级水平；电子病历应用水平分级评价要达到 4 级以上，即具备医疗决策支持功能
22	2019 年 3 月	国家卫生健康委办公厅	《医院智慧服务分级评估标准体系（试行）》	建立适合国情的医疗机构智慧服务分级评估体系
23	2019 年 5 月	国务院办公厅	《深化医药卫生体制改革2019 年重点工作任务》	深化"放管服"改革支持社会办医、促进"互联网＋医疗健康"发展；强调相关部门必须在2019 年 9 月底之前完成互联网诊疗收费和医保支付相关政策的制定
24	2019 年 7 月	国家医疗保障局	对十三届全国人大二次会议建议的答复	对医疗服务项目采取排除法管理，未将互联网诊疗项目排除在外
25	2019 年 8 月	国家医疗保障局	《国家医疗保障局关于完善"互联网＋"医疗服务价格和医保支付政策的指导意见》	"互联网＋"医疗服务价格，纳入现行医疗服务价格的政策体系统一管理。符合条件的"互联网＋"医疗服务，按照线上线下公平的原则配套医保支付政策，并根据服务特点完善协议管理、结算流程和有关指标 "互联网＋"医疗服务价格政策按公立非公立试行分类管理
26	2020 年 2 月	国家卫生健康委办公厅	《国家卫生健康委办公厅关于加强信息化支撑新型冠状病毒感染的肺炎疫情防控工作的通知》	充分发挥互联网医院、互联网诊疗的独特优势，鼓励在线开展部分常见病、慢性病复诊及药品配送服务，降低其他患者线下就诊交叉感染风险

续表

序号	时间	发文机关	政策文件名称	相关摘要
27	2020 年 2 月	国家卫生健康委办公厅	《国家卫生健康委办公厅关于在疫情防控中做好互联网诊疗咨询服务工作的通知》	充分发挥互联网诊疗咨询服务在疫情防控中的作用，科学组织互联网诊疗咨询服务工作，有效开展互联网诊疗咨询服务工作
28	2020 年 2 月	国务院应对新型冠状病毒肺炎疫情联防联控机制综合组	《关于开展线上服务进一步加强湖北疫情防控工作的通知》	加强远程医疗服务、推进人工智能服务等
29	2020 年 3 月	国家医保局、国家卫生健康委	《国家医保局　国家卫生健康委关于推进新冠肺炎疫情防控期间开展"互联网＋"医保服务指导意见》	互联网医疗机构为参保人在线开具电子处方，线下采取多种方式灵活配药，参保人可享受医保支付待遇。常见病、慢性病患者于互联网医疗机构复诊可依规进行医保报销
30	2020 年 3 月	中共中央、国务院	《中共中央　国务院关于深化医疗保障制度改革的意见》	"互联网＋医疗"将常见病和慢性病分流出去，实现医疗资源合理调配，分级诊疗进展将进一步加速。"互联网＋医疗"在医改中的重要作用还表现在稀释处方权，完成 DRGs 需要医疗信息化的支持
31	2020 年 4 月	国家发展改革委、中央网信办	《关于推进"上云用数赋智"行动　培育新经济发展实施方案》	以国家数字经济创新发展试验区为载体，在卫生健康领域探索推进互联网医疗医保首诊制和预约分诊制，开展互联网医疗的医保结算、支付标准、药品网售、分级诊疗、远程会诊、多点执业、家庭医生、线上生态圈接诊等改革试点、实践探索和应用推广

附录二　2010 年以来我国医药电商产业发展主要政策法规

序号	时间	发文机关	政策名称	相关摘要
1	2011 年	商务部	《全国药品流通行业发展规划纲要（2011—2015 年)》	支持连锁经营、物流配送与电子商务相结合，提高药品流通领域的电子商务应用水平
2	2014 年	国家食品药品监督管理总局	《互联网食品药品经营监督管理办法（征求意见稿)》	允许有资质的平台进行处方药网售，并委托物流配送企业储存和运输；从事互联网药品交易服务的第三方平台经营者，应当有执业药师开展网上咨询服务
3	2015 年	国务院	《国务院关于大力发展电子商务加快培育经济新动力的意见》	制定完善互联网食品药品经营监督管理办法，规范食品、保健食品、药品、化妆品、医疗器械网络经营行为，加强互联网食品药品市场监测监管体系建设，推动医药电子商务发展
4	2016 年	商务部	《全国药品流通行业发展规划（2016—2020 年)》	推进"互联网＋药品流通"。推动移动互联网、物联网等信息技术在药品流通领域广泛应用，鼓励企业开展基于互联网的服务创新，丰富药品流通渠道和发展模式。支持药品流通企业与医疗机构、医保部门、电子商务企业合作开展医药电商服务，向患者提供非处方药的"网订（药）店取""网订（药）店送"等便捷服务，促进线上线下融合发展

序号	时间	发文机关	政策名称	相关摘要
5	2016 年	中共中央、国务院	《"健康中国 2030"规划纲要》	规范医药电子商务，丰富药品流通渠道和发展模式
6	2017 年	国务院办公厅	《国务院办公厅关于进一步改革完善药品生产流通使用政策的若干意见》	推进"互联网＋药品流通"。以满足群众安全便捷用药需求为中心，积极发挥"互联网＋药品流通"在减少交易成本、提高流通效率、促进信息公开、打破垄断等方面的优势和作用 引导"互联网＋药品流通"规范发展，支持药品流通企业与互联网企业加强合作，推进线上线下融合发展，培育新兴业态。规范零售药店互联网零售服务，推广"网订店取""网订店送"等新型配送方式 鼓励有条件的地区依托现有信息系统，开展药师网上处方审核、合理用药指导等药事服务
7	2017 年	国务院	《关于第三批取消中央指定地方实施行政许可事项的决定》	取消互联网药品交易服务企业（第三方平台除外）审批（取消医药电商 B 证、C 证）
8	2017 年	国务院	《国务院关于取消一批行政许可事项的决定》	取消互联网药品交易服务企业（第三方）审批（取消医药电商 A 证）
9	2018 年	国家食品药品监督管理总局	《网络药品经营监督管理办法（征求意见稿)》	食品药品监督管理部门按照"网上网下一致"的原则进行监督管理；网络药品销售者应当是取得药品生产、经营资质的药品生产、批发、零售连锁企业

续表

序号	时间	发文机关	政策名称	相关摘要
10	2017 年	国家食品药品监督管理总局	《医疗器械网络销售监督管理办法》	从事医疗器械网络销售的企业、医疗器械网络交易服务第三方平台提供者应当遵守医疗器械法规、规章和规范，建立健全管理制度，依法诚信经营，保证医疗器械质量安全
11	2018 年	国家食品药品监督管理总局	《药品网络销售监督管理办法（征求意见稿）》	销售对象为个人消费者的，还应当建立在线药学服务制度，配备执业药师，指导合理用药；药品网络交易服务平台提供者应当保存平台上的药品展示信息、交易与咨询记录、销售凭证、评价与投诉信息，保存期限应在 5 年以上
12	2018 年	国务院办公厅	《国务院办公厅关于促进"互联网＋医疗健康"发展的意见》	对线上开具的常见病、慢性病处方，经药师审核后，医疗机构、药品经营企业可委托符合条件的第三方机构配送 探索医疗卫生机构处方信息与药品零售消费信息互联互通、实时共享，促进药品网络销售和医疗物流配送等规范发展
13	2019 年 8 月	全国人大常委会	《中华人民共和国药品管理法》（2019 年修订）	采取负面清单形式，未禁止网售处方药，解除了对处方药在线销售的管制 拥有《药品生产许可证》的企业可以经营处方药电商业务